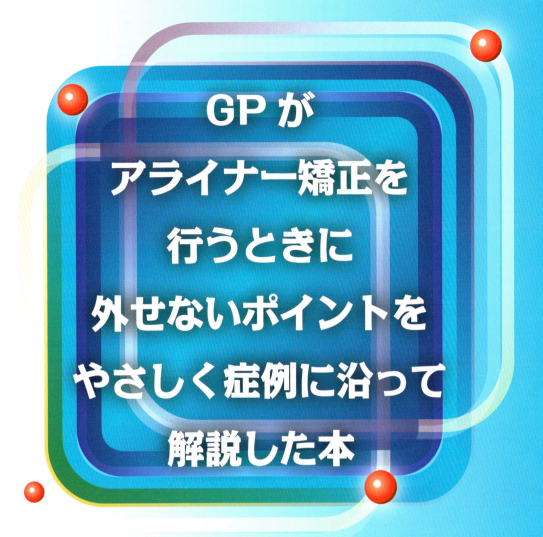

GPが
アライナー矯正を
行うときに
外せないポイントを
やさしく症例に沿って
解説した本

安河内康史 著

医歯薬出版株式会社

This book is originally published in Japanese
under the title of :

GP GA ARAINA KYOSEI WO OKONAU TOKI NI HAZUSENAI POINTO WO YASASHIKU
SYOREI NI SOTTE KAISETSU SHITA HON

YASUKOUCHI, Kouji
   Yasukouchi Dental Clinic

©2024 1st ed.

ISHIYAKU PUBLISHERS, INC.
  7-10, Honkomagome 1 chome, Bunkyo-ku,
  Tokyo 113-8612, Japan

謝辞

　この度は『GPがアライナー矯正を行うときに外せないポイントをやさしく症例に沿って解説した本』を手に取っていただき，誠にありがとうございます．本書の完成に至るまで，数多くの方々のご支援とご協力がありましたことに，心より感謝申し上げます．

　まず，本書の執筆にあたり，専門的な知識と豊富な経験をご教示いただいた尾島賢治先生やALIGNER RADIOの先生方をはじめ，多くの矯正医の先生方に深い感謝の意を表します．その貴重なアドバイスと先進的な知見が，本書の内容をより実践的でGPの臨床の現場で役立つものとすることができたと思います．

　また，本書の企画段階から出版に至るまで，絶えずサポートをしてくださった医歯薬出版の皆様にも，厚く御礼申し上げます．特に編集担当の松崎一優様には，度重なる校正作業や内容の精査に多大なるご尽力をいただきました．そのご協力なくしては，本書をこのような形でお届けすることはできなかったでしょう．

　さらに，日々の診療業務の中で本書の執筆をサポートしてくれた安河内歯科医院のスタッフの皆様にも感謝の意を表します．皆様の理解と協力，何より日々の素晴らしい仕事がなければ，このような書籍をまとめることはなかったでしょう．

　最後に，PABCというスタディグループで18年を超える研鑽の機会と場を継続して与えていただいたからこそ，この書籍を完成させることができました．代表の安東俊夫先生をはじめメンバーの皆様には心から感謝いたします．

　本書によって，一般歯科医の皆様がアライナー矯正を導入・実践する際の一助となり，多くの患者様の笑顔に貢献できることを心より願っております．

安河内歯科医院　安河内康史

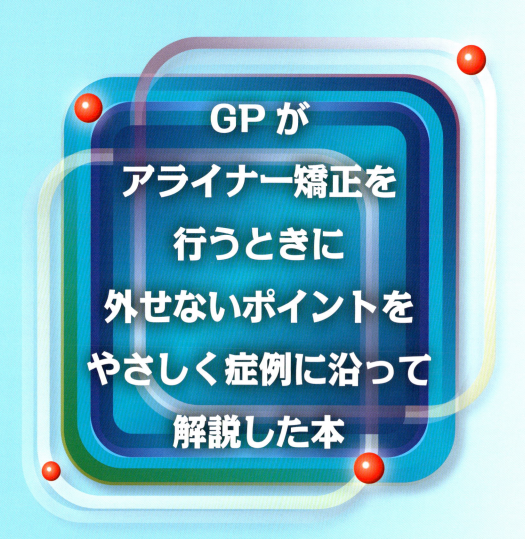

CONTENTS

ロードマップ 7

Chapter ❶ アライナー矯正とは？　その魅力　　16

Chapter ❷ 矯正検査　　26

Chapter ❸ 矯正診断はプロファイルから　　34

Chapter ❹ 症例からわかるアライナー矯正治療　　42

Case1-1	過蓋咬合　前歯舌側傾斜（軽度）	42
Case1-2	過蓋咬合　前歯舌側傾斜（重度）	50
Case2	開咬	60
Case3	狭窄歯列弓　抜歯非抜歯境界症例（小臼歯抜歯してもよかった症例）	70
Case4	片側八重歯　抜歯非抜歯境界症例（小臼歯抜歯しなくてよかった症例）	80
Case5	上顎前歯前突①　３インサイザル　上顎第一大臼歯の失活歯	90
Case6	上顎前歯前突②　小臼歯抜歯推奨症例を非抜歯で行った症例	104
Case7	上顎前歯前突③　小臼歯抜歯しさらに大臼歯の遠心移動も必要になった症例	112
Case8	上顎前歯前突④　開咬の治療手法を用いた症例	122
Case9	反対咬合　歯周病を伴う患者の矯正治療	134
Case10	八重歯（永久歯列完成直前の症例）下顎偏位あり	146
Case11	下顎偏位症例（歯列不正は軽度だが軽度顎関節症あり）「スプリント効果」	154
Case12	八重歯　下顎偏位あるも偏位への治療介入はしなかった症例	166

本書に付属する動画のご利用について

以下のURLまたはQRコードからウェブページにアクセスしてください．ページ上の項目をクリック／タップすると動画を視聴することができます．
https://www.ishiyaku.co.jp/ebooks/447270/

また，本文中に掲載されているQRコードを読み込むと，該当の動画を直接再生することができます．

［動作環境］
Windows 10以上のMicrosoft Edge，Google Chrome最新版
macOS 12以上のSafari最新版
Android 11.0以上のGoogle Chrome最新版
iOS／iPadOS 15以上のSafari最新版
※フィーチャーフォン（ガラケー）には対応しておりません．

◆注意事項
・お客様がご負担になる通信料金について十分にご理解のうえご利用をお願いします．
・本コンテンツを無断で複製・公に上映・公衆送信（送信可能化を含む）・翻訳・翻案することは法律により禁止されています．

◆お問い合わせ先
以下のページからお問い合わせをお願いします．
https://www.ishiyaku.co.jp/ebooks/inquiry/
※お電話でのお問い合わせには対応しておりません．ご了承ください．

アライナー矯正治療のロードマップ

患者来院・初診コンサル

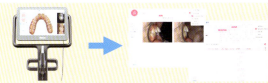

矯正検査
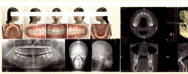

症例提出

- 症例資料提出
- クリンチェック生成のためのテキスト入力

クリンチェック修正
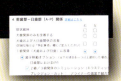

- 最終位置の調整・決定
- 移動計画の調整・決定
- アタッチメントの調整・決定

2nd コンサル・発注

- クリンチェック 6.0 を用いて説明

アライナー装着

- 抜歯
- アタッチメント装着

治療管理

- オルソコム
- プログレスアセスメント

7

患者来院・初診コンサル

2023年頃から成人・矯正相談で来院される新患の方のほとんどがアライナーでの矯正の話を聞きたいと言われるようになった．もちろん，当院がブラケットでの矯正をほとんど行なっていないこともあるが，明らかに患者さんが持って来られる知識が変わっている．周囲にアライナーで矯正している方を見かけるのであろう．

それによって矯正の初診コンサルの方法も変わってきた．2022年頃まではiTero＋クリンチェック5.0で簡易的な自動生成を行うことで関心を引いていたのだが，最近ではそこをあまり求められていないと感じる．自分の歯列矯正がアライナーで治療できるのか，実際に行うと通院頻度・使用時間など，より具体的な内容を聞かれることが多くなった．アポイントに空きがあれば初診時から矯正検査を行うことも増えている．そのため，症例を経験することで蓄積された経験値をお話しするためのオルソコムのような管理アプリが必須となっている．

現在は，アライナーで矯正することはインプラント治療が欠損補綴のスタンダードであるように矯正治療のスタンダードとなったと感じる．口腔内スキャナー・CBCTとGPの必須アイテムは増え，歯科医療の進化スピードは加速している．

【矯正患者管理ソフト・オルソコム】

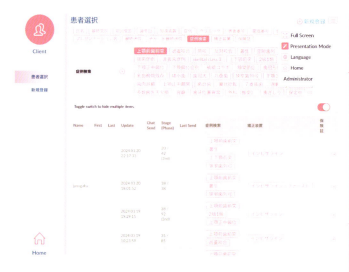
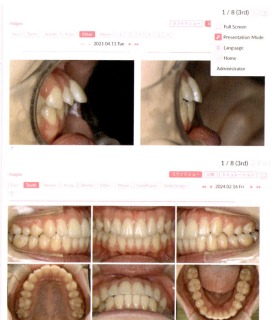

自分の説明しやすいキーワードでソート（検索）でき，ビフォアアフターや治療経過もすぐに説明するができる．

矯正治療専用の患者管理アプリがあることで，GPではあるが，矯正治療へ本気で取り組んでいる姿勢を示すことができる．

症例提出

外注してアライナーをつくるシステムの筆頭のインビザラインは，症例の資料をメーカーの指示通り提出することからはじまる．他の各社も提出方法使用感などは多少異なるも，歯牙移動シミュレーションがつくれる資料を提出し，ソフトが使用できるようになる．

インビザライン（成人）の場合は，下記チェックポイントで治療方針の概要を決定し，詳細な指示を「11. 特記事項」をテキスト入力する．この作業が一見面倒にも見えるが，アライナー矯正の経験が少ないときには症例と治療計画を整理できる良い方法と思われる．また経験を積むと数分で終わる作業となる．

当院では，1〜3つのモニターに矯正検査で採得したデータを映し，このチェック項目に沿って矯正検査の診断をイメージしていく．レントゲン写真およびCBCTデータは一度エクスポートしてファイル形式を整えることが必要だが，写真はすべて「写真」アプリからドラッグアンドドロップできるため，重宝している．

デジタルデンティストリーは資料の取り出しやすさや保存管理も重要なポイントであるため，この方法もコストがかからずスタッフによる管理も楽な方法の一つとしてご参考にしていただければと思う．

【症例提出時の選択項目／インビザライン】

1. 対象となる歯列弓（両顎か上下顎のみかを選択）
2. 歯牙移動の制限（例えば，ブリッジ，アンキローシス，インプラントなど）
3. アタッチメント
4. 前歯部 - 臼歯部 (A-P) 関係
5. オーバージェット
6. オーバーバイト
7. バイトランプ（アライナーに組み込まれる上顎切歯舌側面の突起物）
8. 正中線
9. 臼歯部のクロスバイト（該当する場合）
10. 空隙と叢生（アーチレングス・ディスクレパンシー）
11. 特記事項

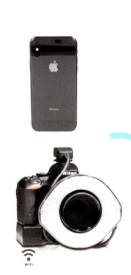
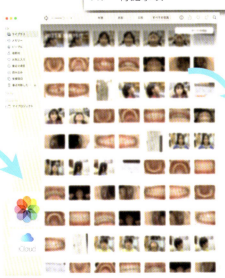
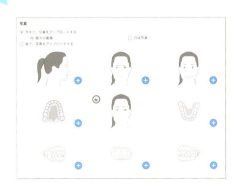

インビザラインの症例の資料の提出は，資料の提出はもちろん，クリンチェック生成のためのテキスト入力を現状１〜１１（成人の場合）行う．

　矯正検査後，手早く提出することもポイントだが，資料の分析を素早く行って治療計画の概要をイメージしておくことが重要であると考える．私はモニターに全て映し出して行っている．

　イメージができていれば，チェックそのものは５分もあれば可能である．チェック項目を素早く完了し，「特記事項」で的確な指示コメント（プロンプト）を行うことができると，実際のクリンチェック生成をより効率的に完成することができる．

　このチェック項目に沿って矯正検査の診断をイメージしていくのも効率的かもしれない．

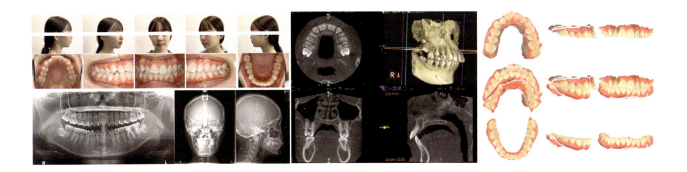

「特記事項」が特に重要で，いかに整理して箇条書きにテキストにできるかがカギと考えている．
ChatGPTなどの生成系AIとしくみは同じだ．

　①オーバーバイト，オーバージェット
　②上顎前歯の三次元的位置
　③下顎正中は歯牙の移動を行うか，バイトジャンプを用いるか
　④エラスティックを用いるか
　⑤大まかな移動計画（一歯単位移動／順次移動／一括移動）

を記入することがお薦めである．

11. 特記事項

記入例

上顎

オーバーバイト1.5mm，オーバージェット1.5mmとしてください．
上顎正中は1.0mm左側に移動してください．
上顎は第二大臼歯から一歯単位の遠心移動を行ってください．
第二大臼歯が2mm遠心移動終了後に第一大臼歯の移動を開始してください．

下顎

下顎正中は0.5mmだけ左側に歯牙を移動をしてください．
その後にバイトジャンプで上顎正中合わせてください．
上顎第二大臼歯の移動と合わせて下顎第二大臼歯を移動させてください．

　現在の日本でのインビザラインでは，このコメントを日本人が英訳して海外のエンジニアに渡す場合と，日本のテクニシャンがそのまま受け取ってクリンチェックを生成する場合の2種類があるようだ．英語に翻訳してもわかりやすいような短い文章の箇条書きが良いと思われる．今後はAIがわかりやすい指示コメント（プロンプト）がポイントになってくるかもしれないので，こういったソフトに慣れておくことも今後歯科の世界には重要なスキルの一つと考える．スマホが使えないのと同じようにデジタルが使えないことがコストになってくる時代である．

クリンチェック修正

　インビザラインの場合はメーカーが治療計画を生成してくれるので，クリンチェック・プロ6.0を用いて最終位置と移動計画の修正・決定を行う．

　現状では，歯牙の位置は主に「3Dコントロール」，移動計画は主に「指示コメント（プロンプト）」で行う．前者で歯牙の位置をドクターが決定し，後者で移動計画（ステージング）を修正するイメージだ．症例提出の指示コメントにもよるのかもしれないが，当院においてメーカーが生成した治療計画1をそのまま使用したのは移動が少ない症例のわずかに限られるため，「人（術者）のチェック」で治療計画の差が出るのが現状だ．

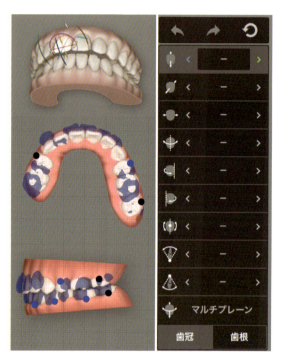

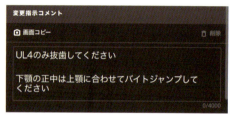

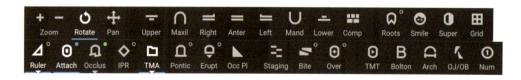

　ツールバーが多く，初見では分かりにくいかもしれないが，こういった機能は矯正治療に限らず今後のデジタル医療では欠かせないものになってくると考える．おそらく数年以内にはこういった作業はどの歯科医院でも普通の作業となるのではないだろうか．まずは全て開いてみることからはじめてほしい．

ロードマップ

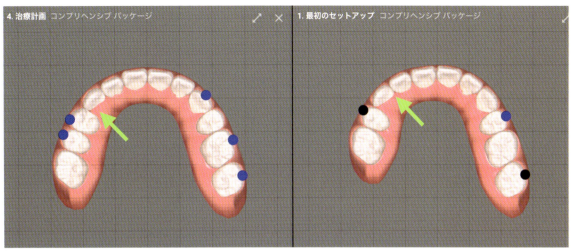

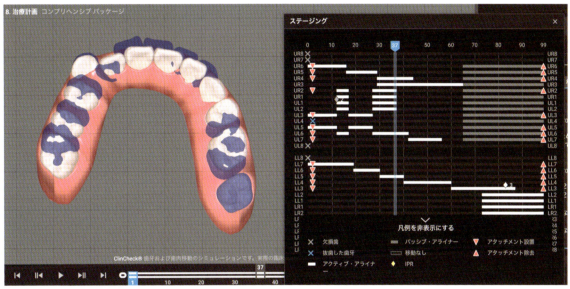

抜歯非抜歯の設定は直接できないため，指示コメントで行う．

　　　３Ｄコントロールでできない部分（ステージングなど）を指示コメントで行う．
　　過去の歴史からするとアプリケーションはかなり進化してはいるが，ステージングの直接調整ができないことを筆頭に，現状のクリンチェックもで物足らないところもあるが，進化の過程と考えたい．

　　　３Ｄコントロールの課題
　　　抜歯非抜歯の設定が直接できない
　　　歯の回転軸が設定できない
　　　咬合平面の３次元的な修正が難しい（不可能ではない）
　　　顎関節や顎運動，オートローテーションが反映されない
　　　セファロ（術前術後）の重ねあわせ機能がない
　　　セファロとクリンチェックの重ねあわせができない
　　　フェイススキャナーとは連動できない
　　　ステージングの直接修正ができない

インビザラインにおいては,「ライブアップデート」機能がついたことで治療計画の生成に要する時間が劇的に減った.ステージングを直接調整することができないことのフォローではあるが,インビザラインの現状であれば治療計画の生成期間が激減できた.つまり,小児のアライナー矯正にもインビザラインで対応しやすくなった.

　「スマイルビュー」での2次元マッチングやCBCTとのマッチングももはや先進的ではないが,装備してほしいオプションである.インビザラインのクリンチェックでの画面のみでできる作業も増えてきているため,ユーザーはまめに知識のチェックやバージョンアップが必要だ.

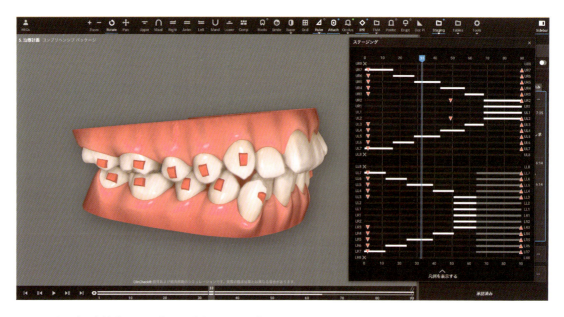

ステージングの直接修正は現在はできないので,指示コメントでテクニシャンに修正してもらう.

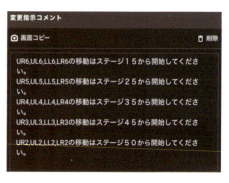

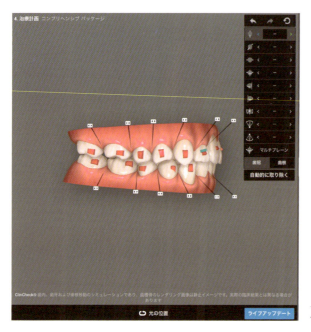

3次元的位置と移動量を調整し,「ライブアップデート」機能で移行計画を見る.
以前よりも改善されているが,まだ指示コメントに依存して再調整する部分も多い.

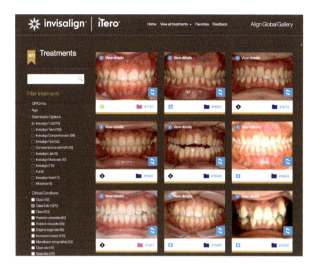

ステージングのパターンはグローバルギャラリーを見て参考にするのも良い

　インビザラインの場合は，スマホアプリから患者ファイルを作製して提出すると「スマイルビュー」機能が使える．いわゆるスマイルラインの2次元マッチングである．このマッチングは各社あるが，インビザラインのものは現在は初診時のみに使える機能である．患者へのアピールのみでなく，実用的にも有用である．

　前歯部の補綴物の試適時に顔貌・スマイルと歯牙の微妙なバランスを見るのを同じことを2次元ではあるが行うことができる．このスマイルラインを参考に咬合平面も調整するのも重要である．

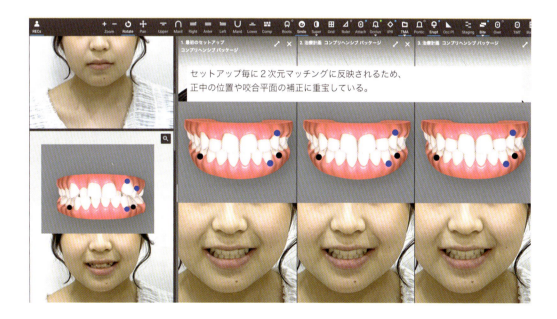

　治療計画の1，2，3で咬合平面・スマイルライン，歯牙の水平的なアンギュレーションも微妙に調整している．逆に2次元マッチングを行わずにクリンチェックを進めてしまい，咬合平面や微妙な前歯の位置がズレていると感じ，後からマッチングを行ってみるとあのときに行っていれば，という経験もされると思われる．もちろん完全に反映されるわけではないが，矯正の精度を上げるために当然行われるべき処置の一つと考える．

Chapter 1 アライナー矯正とは？ その魅力

魅力その1
患者人気が高く，審美的・可撤式の矯正装置である

　当院では，矯正治療のために来院される患者さんの多くが，アライナー矯正を最初から希望される．「アライナー矯正であれば矯正治療を行いたい」という患者さんも多い．

　GPがアライナーを用いて適正な矯正治療を行うことができれば，これまで以上に多くの患者さんを助けることができる．矯正希望患者数そのものも増加するであろう．

　筆者の印象（図1）では，患者さんはすでに「ベーシックな歯列矯正はアライナーで行うもの」という認識になってきたと感じることがある．

　アライナーという装置の審美性はもちろんその大きな要因の一つであるが，数年前に比べると，「痛くない」「怖くない」「知人がやっている」「マウスピースでできるならしたい」という理由が増えてきたように感じる．

　また最近では，「私の歯並びはアライナーで矯正治療ができるのか？」「抜歯してアライナーで矯正したいのだが可能か？」という質問をよく受けるようになった．当院においては現在，外科的矯正の可能性がある方，あるいはアライナーの管理ができない方については専門医へご紹介させていただくという方針をとっている．

　多くの患者支持を背景として，GPにおける矯正治療のスタンダードはアライナーになってきている．

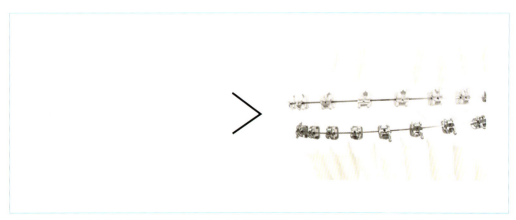

図1　お口の中に入れる矯正装置としての人気は「金属ワイヤー」よりも「透明マウスピース」か

魅力その2
デジタルツールで治療計画～治療経過観察までを行える

　図2はデジタルツールのPC画面である．インビザラインをはじめとするメーカー主導のアライナー矯正では，通常スペックのPCでもオンラインソフトを用いて治療計画（図3，シミュレーション）を作製（デザイン）し，それをもとに約1週間で交換するアライナーを工場で大量生産（マニファクチャー）してくれる．

　アライナー矯正の最大シェアをほこるインビザラインでは，図2のような術前術後のスマイルを2次元的にマッチングさせることも簡単にできるようになった．当院では治療計画作製時と2ndコンサル（治療計画説明）時に用いており，デジタルツールは患者にとってもわかりやすい．

　また，iTeroがあれば，移動計画が順調に進んでいるかどうかを確認できるソフト「プログレスアセスメント」を使用することができる（図4）．もちろん，すべてをソフト任せにはできないが，治療経過の参考にできる．最近はIOSにどんなアプリが付属しているかも購入の決め手になる．また，進捗状況はWEB上の別アプリによって経過管理を行うという選択肢もある（→詳細は図6参照）．

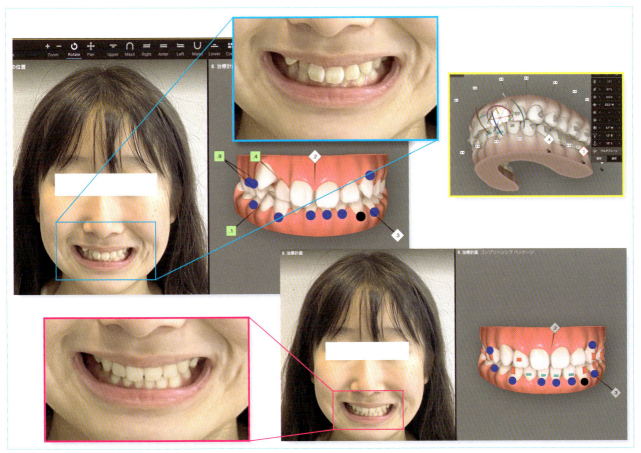

図2　デジタルツールのPC画面
　　　3Dコントロールで PC上で修正できる．治療計画がスマイルに正確に反映されるようになった

17

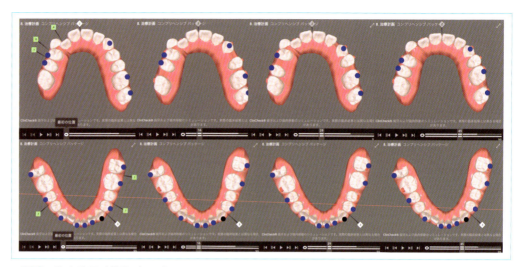

図3 治療計画（移動プラン）
インビザラインの移動計画作製ソフト，クリンチェック6.0．進化が著しい

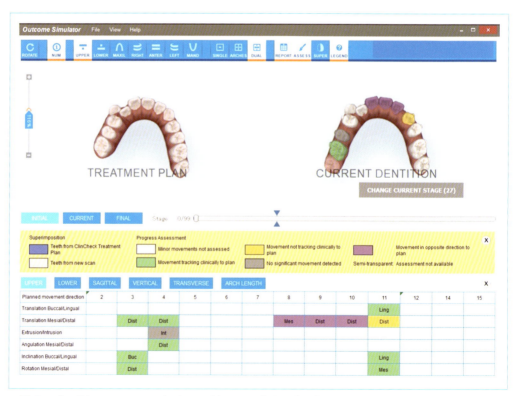

図4 プログレスアセスメント（iTero付属のアプリ）．歯の移動状況を確認できる
これ任せというわけにはいかないが，歯の移動量すなわち進捗状況の参考になり有用である．
順調に移動している歯牙は緑，要注意歯が黄色といった具合に色ですぐに判別できる．

魅力その3
患者も術者（GP）も負担が少ない

　アライナーは患者に優しい素材であるが，治療の準備においてもデジタル機器によって患者・術者双方にとって優しく，大きく進化し・省力化された．これまでの矯正治療においては，全顎矯正でセットアップモデルを作製するために患者さんは何度も印象採得を頑張ってきた．一方の作製サイドもそこにたいへんな労力をかけてきたことは言うまでもない．しかし現在では，PC，iPhoneとIOS（図5）があれば，もっと簡単に，しかもその場で，デジタルオプションもつけて使用できる．

　詳しくはChapter2で後述する．矯正治療をはじめて間もないころの一番のストレスは，ワイヤーベンドの難しさと装置脱離や口内炎での急患来院であった．巧みな専門医ではほとんどないのであろうが，初学者，特にGPにとっては，アライナーで矯正治療からはじめることによって，そのストレスがかなり軽減され，治療に集中できるようになるだろう．さらに画像を用いたデジタルのテクノロジーに対応していることで，患者へ好印象を与えやすい．

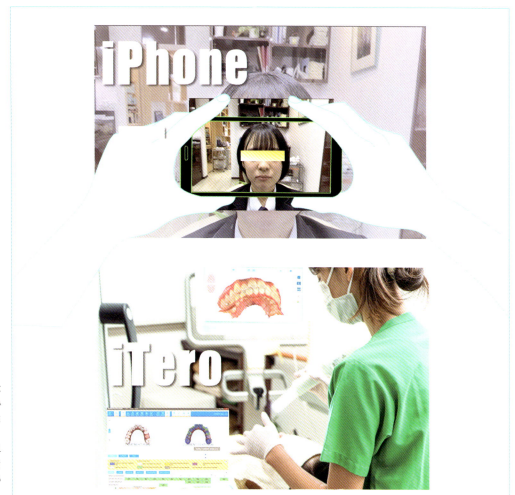

図5　iPhoneとIOS
iPhoneとMac mini(M1〜)の最小スペックでもかなりの仕事ができる．不十分と感じられてからスペックを上げても十分である

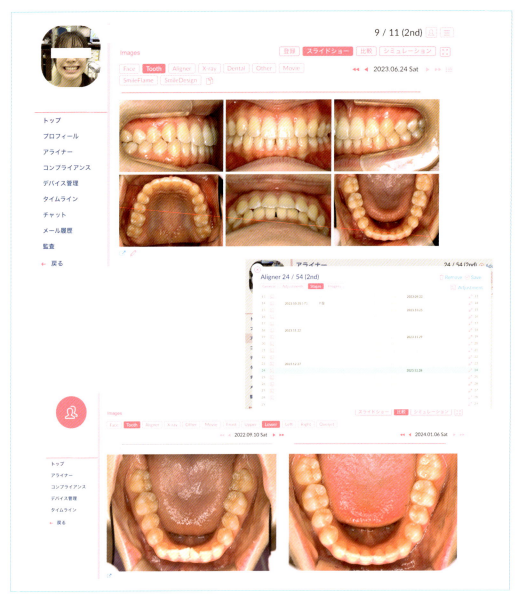

図6 オルソコム（アプリ）
現在使用中のアライナーの枚数，進捗状況をスタッフや患者とも共有できる

　治療の経過観察においても，iTeroをお持ちであれば，治療の進捗状況をある程度アプリが診断してくれる（図4）．当院においては月1回の来院時に写真撮影とスキャンを行い，Ortho-Commというアプリを用いて矯正患者全般の患者管理を行っている（図5，6）．

　アライナー矯正を選択することによって，毎回ワイヤーを外し，清掃，ベンドして結紮という手間がなくなり，スキャン画像や経過写真を用いて治療経過をより詳細に診断できるようになった．

　最近では日常的にiPhoneを使い慣れたスタッフが多いため顔貌写真との相性がよく，IOSに関してはアルジネート印象よりも上達スピードは速いといえる．これからデジタル化されたい先生方にはiPhoneとIOSを用いて矯正で導入するのはおすすめだ．

アライナー矯正とは？ その魅力

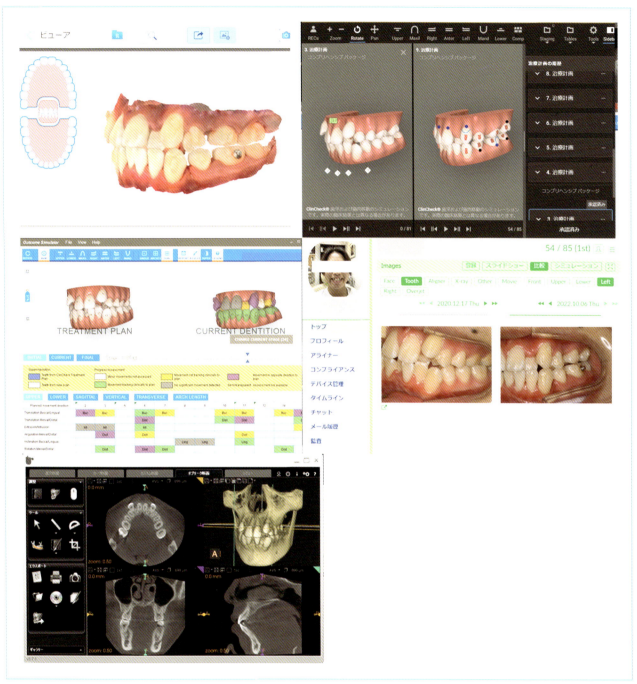

図7 モニター上にはクリンチェック，オルソコム，CT（レントゲン）を準備する
　　モニターがインターネットに繋がっていると，クリンチェックによる治療計画と，スキャン直後にすぐにスキャンデータを見ることができるのも大きい．チェアサイドモニターが1つではかなりきつくなってきた

魅力その4
治療計画の見える化，精度向上が期待できる

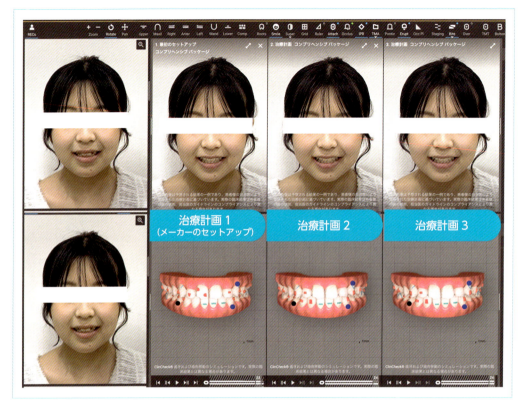

図8 それぞれの治療計画毎にスマイルの変化を見ることができ，仕上がり精度が向上する．患者説明にも使いやすいが，計画どおりに歯牙が移動しなかったときには，イメージ通りにならないこともあることを伝えておく必要がある．

　いわゆる2次元でのマッチングとよばれる手法であるが，スマイルラインを治療計画と重ねあわせることで治療計画がわかりやすくなり，精度を向上することができる（図8）．患者説明だけでなく，治療計画毎に比較し，シミュレーションを練り上げる．重要な中切歯の上下左右的な位置やアンギュレーション，咬合平面を確認することができる．総義歯で人工歯配列をして試適を行うことと同義である．こういったマッチング，重ねあわせを標準装備しているメーカーやソフト，スキャナー（IOS）も増えてきている．現在では患者自身の歯牙がそのまま反映されているため，この機能の精度もブラッシュアップされている．また，インビザライン・ジャパンでは2024年6月から動画を撮影して動画上でのマッチングもできるようになっている．

　咬合面観はきれいなアーチができていても，咬合平面や歯軸が顔貌とずれた仕上がりをつくるわけにはいかない．クリンチェックソフト上で治療計画を実際の顔貌にトラン

アライナー矯正とは？　その魅力

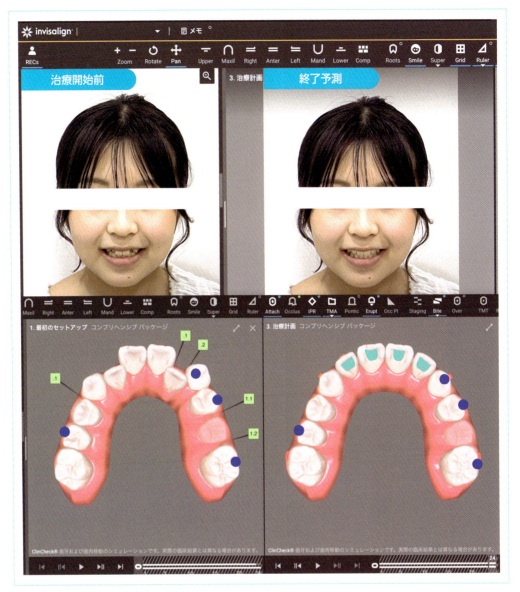

図9　治療計画の見える化，精度向上
　　　治療計画・仕上がり・治療期間を見える化できる．ただし，シミュレーション通りにいかないこともあるため，まだまだ人間の手が重要である

動画2

スファーできる（図9）．
　ただし，計画通り歯牙が移動しなければ最終位置も当然のことながら異なってくる．クリンチェックはあくまで製造されるアライナーの雛形であるため，ソフトの精度は日々向上していくものの，術者の治療経過確認は重要である．治療計画，仕上がり，治療期間を見える化できるメリットは大きいものの，必ずしもシミュレーション通りにいかないこともある．まだまだ人間の手による作業も必要であることを忘れてはいけない．もうすぐAIがそのうまくいかない原因を究明してくれるかもしれないが，術者の知識がなければそれはきっと患者からは信頼されないだろう．

23

魅力その5
GPとの親和性が高い

　アライナー矯正が，GPとの親和性がかなり高いことも注目すべき点である．

　そもそも，矯正歯科や補綴治療の分野とデジタルの親和性が高い．セファロの術前診断・術前術後比較などはデジタルの得意分野である．それを日々進化しているAIがより自動化に近づけている．自動車と同様だ．

　ほんの数年前までのデジタル機器は，特に精度の部分において，まだアナログに劣る部分が多いという見方も強かったと感じられるが，矯正歯科においては，アナログよりもデジタルの方が高い優位性をもつと考える．すでにブラケット，ワイヤー，アライナーはデジタルでデザインしており，生成もデジタルで行っている．近い将来，特に治療途中でワイヤーベンディングが必要となる矯正治療の症例すら，そのワイヤーベンドをデジタルで解析して機械がその場でベンドしてもらえる日も来るかもしれない．

　一部のスペシャリストだけが匠の域に到達するアナログよりも，デジタル機器を用いる訓練を行えば誰もがより上手で効率的にできるという時代になってきた．そして，技術の成長速度はとてつもないスピードになっている．インターネット＋スマホの登場による社会の変化と同じく歯科もそのスタンダードから変化・進化している．

　当院では，現在はインビザラインが矯正治療の主役であるため，IOSはiTeroである．IOSは高額であるが，iTero一台（図10）で矯正治療とインプラントの印象を担っており，フル稼働している．もはや自費診療において，なくては成り立たない存在となっている．導入前こそスタッフから必要性に疑問の声が上がっていたものの，すでにアルジネート印象がなくなることも想像できるようになってきた．撮影者・患者さんのほとんどからアルジネート印象よりもIOSでのスキャンの方が早くて楽だという感想が聞かれる．

　ラボまたはメーカーへシリコン印象または模型を送る機会は少なくなり，ラボからアライナーや技工物の配送のみでよい点もメリットだ．

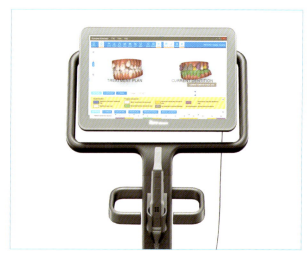

図10　iTero

アライナー矯正とは？　その魅力

魅力その 6
アライナーの方が矯正しやすい症例もある

　筆者がアライナー矯正を始めて 10 年が経過したが，これまで「矯正しづらい」といわれる症例でも，適切に治療を行えアライナーの方がむしろ矯正しやすい症例も存在する．

　下記に示す図 11 は，アライナーの得手不得手をまとめた私見である．全体として，咬合力が期待できる症例においては，アライナーが有利になるのではないかと考えている．反対に，アライナーの管理が行き届かない患者さん，いわゆるコンプライアンスが低い方には患者可撤式装置であるアライナーでの移動効果はかなり下がる．また一部の症例においてはアライナーでの歯牙移動は難しいと感じている．これからアライナー矯正を始めようとする先生方にとって参考になれば幸いである．

アライナーが得意な症例

分類	理由
空隙歯列	歯牙をグリップしやすい
開咬	臼歯部を圧下をしたい
Ⅱ級 2 類	一括移動ができる
重度叢生	患者が装置を受け入れやすい
過蓋咬合	前歯部を圧下をしたい
狭窄歯列弓	一括＋順次移動で拡大できる
下顎偏位	スプリント効果
上顎正中偏位	デジタルで移動距離を設計しやすい
ペリオ	清掃と固定しやすい
保隙が必要な症例	保隙しやすい

アライナーが苦手な症例

- 患者協力度が低い
- アライナーの管理が苦手
- 遊離端歯の挺出移動
- 歯冠長が短い，萌出量が少ない

図 11　アライナーの得手不得手

Chapter 2 矯正検査

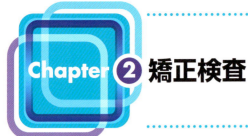

iPhone で顔貌写真（12 枚）

　アライナー矯正に限ったことではないが，資料の質が治療の質を決めると言っても過言ではない．私自身も資料の質を語れるには程遠いが，スマホとクラウドの進化が資料の使いやすさと撮影しやすさを加速してくれてくれた．

　最近のスタッフは院長よりも iPhone の撮影が上手なことが多く，資料の質もスピードも上がっている．当院で行っている写真撮影をご教示させていただく（図1）．

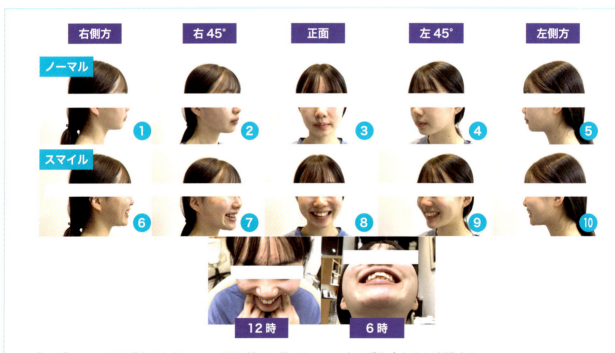

【正面】　　　両耳が出るように，カメラ目線で．後のセファロとの重ね合わせも意識する．
【側方】　　　反対側の目が入らないように．スマイルは後のセファロとの重ね合わせも特に意識する．
【45°】　　　左右差を読み取る鍵になる．
【あおり6時】患者の正面に入って，しかも患者の顔の縦軸方向で撮影する．最も難しい．
　　　　　　　上下の歯牙の正中と眼鼻の中央を意識する．
【あおり12時】6時の補足で顔面正中と上顎中切歯の正中が入ることを意識する．

図1　顔貌写真は上記の構図で撮影している

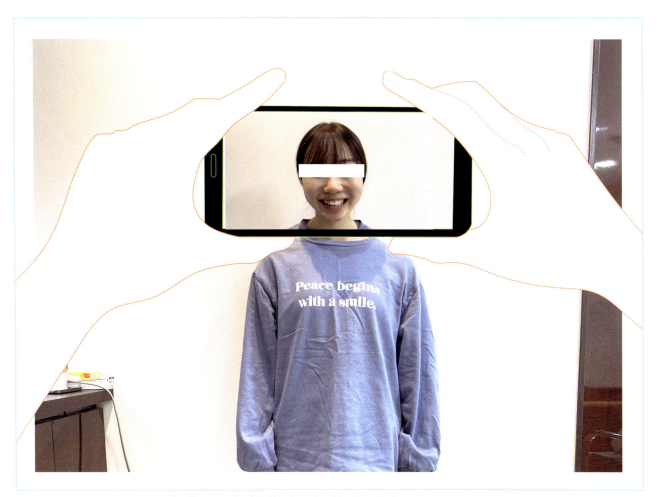

図2　顔貌写真はiPhoneを横で撮影した方が見栄えもよく，整理もしやすい

　上半身があると姿勢もから俯瞰できるため，可能であれば，初診時には全身の写真も撮影するほうがよい．最終的な歯列は顔貌，引いては全身との調和させたい（図2）．

　写真は数が増えるので，できるだけ後に修正しなくても済むように上記のような規格で撮影したい．背景は白系の単色がよいが，正面や側方はユニット上の方が角度を微調整しやすいこともある．

　面倒ではあるが，インビザラインに提出する資料とは別に撮影している．術前の患者心理を考えると，当然歯はまだあまり見せたくない．スマイル写真はとりにくいので，撮影者Co-スタッフはスマイルを引き出すために明るい雰囲気，笑ってもらえる声かけができると良い写真が撮影できる．

＊iPhone10以上の機種であれば，一般的には十分な画質が得られる

パノラマ・セファロ・CBCT

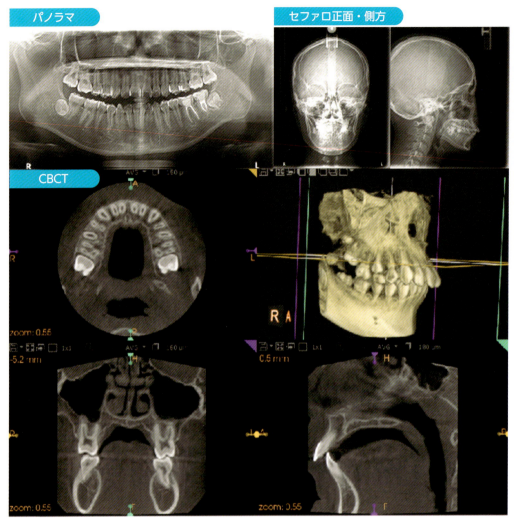

図3 CBCTは顎関節も入るもっと大きなサイズのものが望ましいが，歯槽骨内ハウジング内での歯牙歯根の3次元的位置関係が診断できるものであればよい

　レントゲン検査の重要性はここでは語り尽くせないが，上記はできれば揃えたい．CBCTでは歯槽骨（ハウジング），智歯，歯根形態，正中口蓋縫線，鼻中隔，上顎洞，下顎管などなど取得したい情報がたくさんあり，その後の歯科治療（齲蝕診断）にも使用する（図3）．矯正治療だけでなく，エンド・ペリオ・インプラントを行うGPには必須のアイテムと考える．

　各歯根毎にハウジング内での歯根の位置や角度を確認したいが，すべてのスライス画像を保存はしていない．

　歯根を自動で抽出（オートセグメンテーション）できるアプリがあればぜひ使っていただきたい．

　インビザラインでも2024年6月から「平面（Plane）」機能を使用できる（Chapter4 Case5 図18 参照）放射線量は10代前半以下の年齢には注意したい．

矯正検査

資料のポイント

　資料を重ね合わせる（マッチング）時代には各資料のポイントを見直したい．

　ボリュームレンダリング画像（3D構築画像）は照射したX線の不透過性を画像で3D構築したもの，スキャナーの画像は表面を撮影したもの（サーフィスレンダリング）である．また構築する機器によって画像の歪みも異なるため，重ね合わせるとどこかでそれぞれの誤差の修正を行わなければならない．CTの機器でフェイススキャンとCTを同時に撮影できるものもあるが，誤差の範囲をどの程度重視するかはその歯科医師によってご判断いただきたい．

　顔貌写真はスマイルが大切であるため，CTと同時に撮影できたとしても別々に撮影したい（図4）．

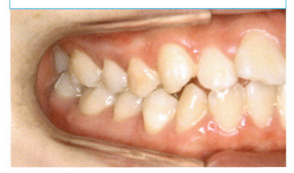

一眼レフカメラでワンショット

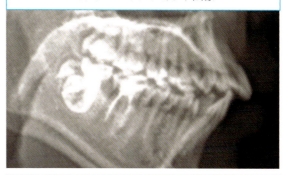

セファロ＝ワンショット画像

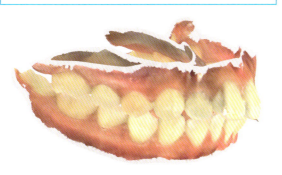

表面を撮影したものをつなげ合わせて構築

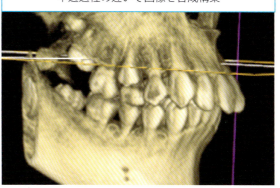

不透過性の違いで画像を合成構築

図4　上記の4つの資料は同じ被写体だが異なる資料を重ね合わせると少しずつの誤差があることは知っておきたい

　インビザラインでもCBCTでの重ね合わせができるようになって便利にはなったが，3D構築画像と実際のCT画像との誤差は大きい印象がある．これに限らず今後画像生成AIで素晴らしい技術がたくさん出てくると思われるが，実像との誤差については常に注視しておきたい．

　できればCBCTの画像をベースに歯牙をのせて重ね合わせる手法が矯正治療においてはよいのではないかと考えている．

口腔内写真は一眼レフ

　口腔内写真は9枚撮影する（図5）．矯正の学会プレゼンでも口腔内写真は出さずにスキャンデータのみの講演も見かけるが，資料としての術前口腔内写真はできれば一眼レフで撮影したい．GPであれば，歯肉色や歯牙表面正常などペリオ・歯牙審美領域での診断も行うためには必須である．特に前歯の咬耗状態がスキャン画像では正確に反映されていないこともあるため，注意したい．iPhoneは規格性（大きさと歪み）という意味で統一しにくいため，まだ私の臨床では一眼レフを重宝している．

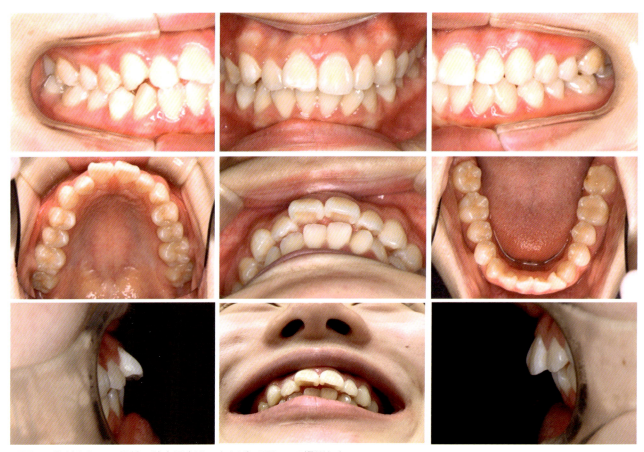

図5　資料としての術前口腔内写真はできれば一眼レフで撮影したい

　歯を並べるという目的ではIOSの画像だけでもよいが，IOSの画像をかなり多用している現在でも一眼レフによる口腔内写真が不要と感じたことはない．患者さん自身もスキャナーの画像は作られた感があるようで，よりリアルな口腔内写真を一眼レフで記録し，毎回提示していることは信頼関係にも繋がっている．

矯正検査

患者の心をつかむ口腔内スキャン

　IOSによるスキャンデータはこれからは必須と思われる（図6）．そのために模型を使用しなくなった．モニター上に拡大した画像で360°どの方向からも見れるのは大きい．現状ではスキャンデータをモニター上で診断しているドクターは患者からもスタッフからも一目置かれる．また，若いスタッフであれば，1カ月もするとアルジネートよりもIOSの方が楽になり，短時間で撮影完了できる．詳しくは窪田　努・片野　潤著『とことんIOS』（クインテッセンス出版）の書籍をご一読いただきたい．もちろん，プラークが残っていればその上からのスキャン画像で歯牙の凹凸が見えなくなるため，撮影前の清掃は重要であるが，矯正治療においてはアナログ印象はほぼ必要なくなるであろう．現在は3Dプリンターも進化し，安価で精度の高いレジン模型の作成も可能であるため，必要なときのみ模型プリントするやり方となっている．上下の咬合接触の模型上での感覚は3Dプリンターで簡単に再現できる（図7）．

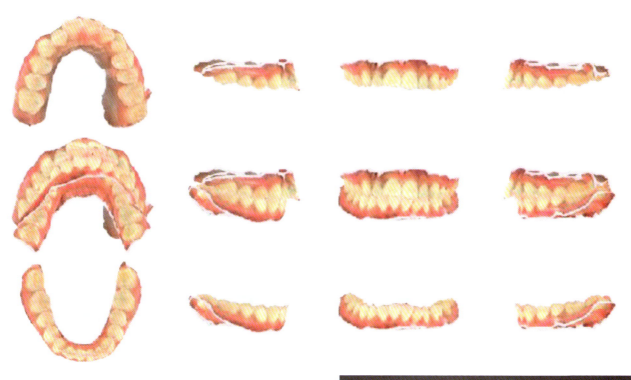

図6　インビザラインの患者は3Dプリンターでプリントした模型をプレスしてリテイナーを作製することがある

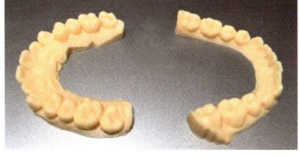

図7　STLデータから3Dプリンターで造形された模型

Keynote で 2 次元マッチング

　顔貌が左右対象な人間はいないので，どう配列するか，咬合平面をどうするかは初回の治療計画で大きく左右される．適時修正も行うが，後になればなるほど修正の難易度はより上がっていく．Mac ユーザーであれば，Keynote を用いて 2 次元マッチングが可能である（図8）．iPhone で撮影しているのであればなおさらである．インビザラインのスマイルビュー機能でのマッチングでも同様に有用となってきているが，初診時のみなどサービスの制限があるため，すぐにチェックできる Keynote での小技もぜひ知っていただきたい．当院ではクリンチェック完了前にこの操作を行い，最適なスマイルラインへと調整を行う．

　また，これができるような精度で口腔内写真を撮ることを医院のルーチンワークにしておきたい．

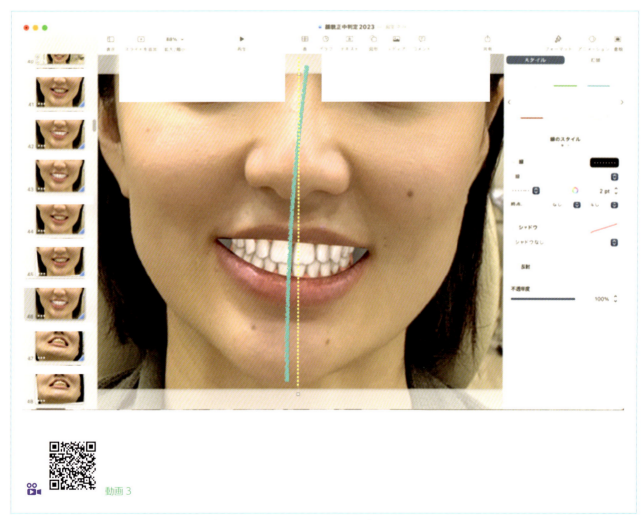

動画 3

図8　Keynote による 2 次元マッチング．瞳孔線も鼻尖も下顎（オトガイ正中）も正中線から外れており，術者が歯軸咬合平面を設定しなおさなければならない

写真管理はクラウド

　写真管理はクラウドがおすすめである．iPhoneで撮影した画像はすぐに「写真」アプリで保存され，同じApple IDであればすぐに他のデバイスでも共有される．一眼レフカメラでもWi-Fiですぐに写真アプリに保存されるものもあるため，今後購入される場合はご確認していただくとよい．もちろんSDカードで入れても良い．MacだけではなくWindows PCでも「写真」アプリを使用できる（図9）．

　iPhoneで撮影するもう一つのメリットは，スタッフが非常に使い慣れていて撮影が上手い．デジタルネイティブなスタッフほどその傾向は強く，説明する必要がない．

　ラボやディーラー・メーカーとのやりとりや連携時にも写真アプリからLINEやSMSにすぐに添付できるため，当院でのさまざまなワークフローに今やiPhoneは欠かせない．

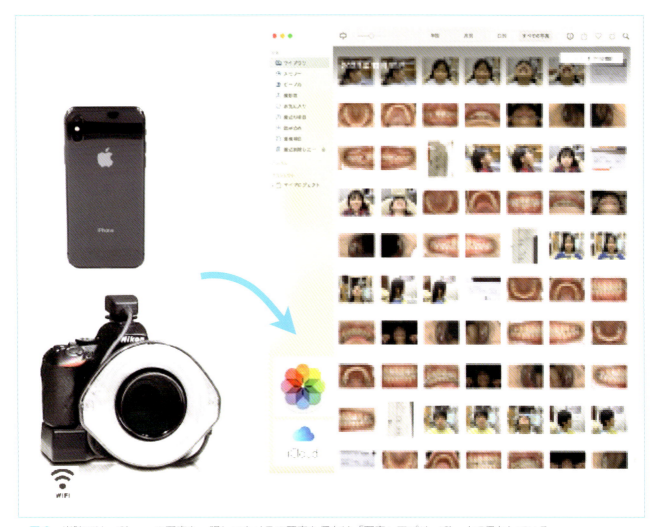

図9　当院では，iPhoneの写真も一眼レフカメラの写真も保存は「写真」アプリ=iCloudで保存している

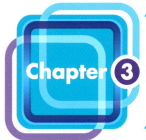

Chapter 3 矯正診断はプロファイルから

顔貌・骨格診断

　矯正治療は「プロファイルではじまりプロファイルで終わる」と言っても過言ではない．
　アライナー矯正治療を希望する目的の主たる目的は審美性の改善であることが多く，歯を並べることのみではない．審美性を損なってまで歯の整列を希望されることは少ない．
　また，希望される審美性はその患者によって異なるため，術者の理想とする歯列咬合が患者の希望と合わないこともしばしばである．
　顔貌骨格診断は，家・建物を建てる前に地盤基礎を調査するのと同義で，歯列歯並び診断の前に基盤・ベースの骨格がどうなっているかを知るための，大変重要な診断項目である（図1）．もちろん矯正治療に限ったことではなく，歯科治療すべてに適用すべき項目である．

顔貌骨格診断6項目

- ●横顔（プロファイル）　　　　　　　Convex / Straight / Concave Profile
- ●顔貌型（縦の長さ）　　　　　　　　Long / Normal / Short face
- ●咬合高径　　　　　　　　　　　　　Deep / Normal / High Bite
- ●骨格タイプ　　　　　　　　　　　　Skeltal Class I, II, III
- ●顔面型（下顎の回転）　　　　　　　Mesio / Dolicho / Brachey Face
- ●下顎角　　　　　　　　　　　　　　High / Normal / LowAngle

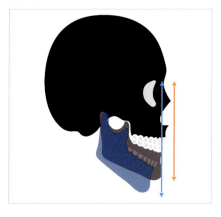

図1　「Dolicho」は長いという意味であるが，Dolocho-Facial を下顎の後下方への成長や偏位と説明されることがある．下顎が下方に下がると確かにその結果として顔貌は長くなる

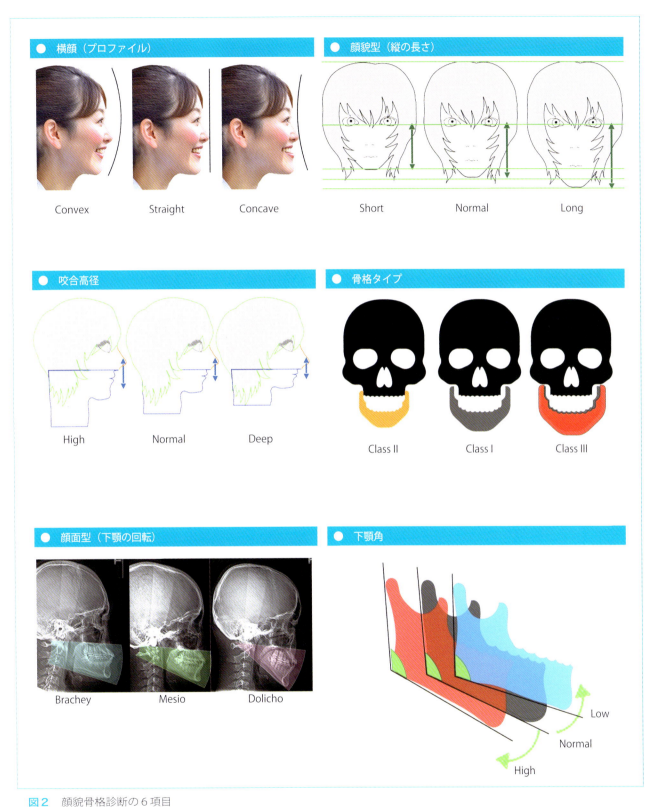

図2 顔貌骨格診断の6項目
矯正治療に限らず全顎的な治療，特に咬合高径が変わる治療を行う場合には必ず行う

歯列・歯牙・咬合診断

図3はインビザライン社の公式ホームページから抜粋した歯列・咬合タイプである．このタイプの症例は治療可能な実績があるということであろう．難易度に関してはCase1，Case1-2でも後述するように症状の重篤度にも影響される．アライナーでの矯正治療のやりやすさとしては前述のChapter1 図11を参考にしていただければ幸いである．

歯列咬合の具体的な診断と治療は後述の症例編でご覧いただくが，ここで注目していただきたいのは，この症例の中に上顎前歯前突が入っていないことだ．私見ではあるが，上顎前歯前突・上下顎前突の治療は難しい．上顎前歯前突は当院では最も多い愁訴であるが，実は難しい治療であることを治療前に説明している．

それ以外に術前診断によく考えることがあり，①非抜歯でアーチを拡大したためにプロファイルで口元が膨らんでしまう，逆に②下顎が小さいのに小臼歯抜歯してさらにアーチを小さくしてしまう，③機能的には下顎を前方に誘導して改善したが審美的に下アゴが大きくなった気がするとの不満が残る場合だ．この3つはプロファイル診断と上顎前歯前突が大きく関係してくるので，症例編でご一読いただきたい．

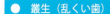

● 叢生（乱くい歯）

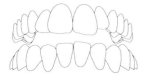

顎のサイズに対して歯が並ぶ十分なスペースがなく，重なってデコボコになっている状態

● 交叉咬合

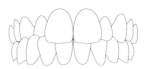

口を閉じた際に，上の歯のいくつかが下の歯の内側にある状態

● 下顎前突（受け口）

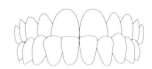

上の前歯より下の前歯が前に出てしまっている状態

● 空隙歯列（すきっ歯）

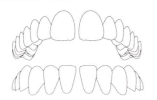

歯と歯の間に大きな隙間がある状態

● 過蓋咬合

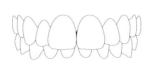

通常の咬み合わせよりも前歯が深く咬み込んでいる状態

● 開咬

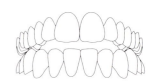

前歯だけが咬み合うことができない状態

図3　インビザライン社公式HP「適応症例」から引用

歯列・咬合の診断はぜひこちらの書籍をご一読いただきたい（図4）．

この2冊は，多くの著名な先生からご愛読されている書籍である．矯正治療に限らず全顎的な治療を行う上でGPのバイブルである．

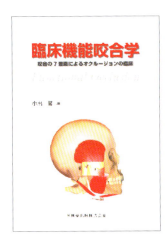

臨床機能咬合学

咬合の勉強を少しでもされた先生は小出先生の名前を知らない方はおられないのではないだろうか．咬合についての記事や講演，書籍を見ると，多少の誤差はあってもこの書籍と共通している考えを述べられていることが多いと感じている．

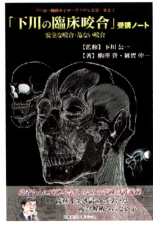

「下川の臨床咬合」受講ノート

今では受講することは叶わないセミナーの内容を受講生がご自身で全てイラスト化されたものであるため，リアル受講でなければ伝わらないような細かい描写や，下川先生・駒沢先生の情熱や臨場感まで伝わってくる名著である．

現在では成仁鶴先生がアライナーによる不正咬合の治療を行うという素晴しいセミナーでこの書籍も使用しておられるので，ぜひとも受講をおすすめする．

図4 歯列・咬合の診断をするうえで参照したい名著

歯牙移動診断

　　GPが矯正専門医に比べて知識が浅くなりがちな分野である．逆にGPはここを制すれば矯正治療の成功にぐっと近づく．

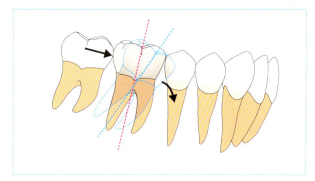

図5-1　下顎大臼歯は近心傾斜していることが多く，近心移動時に近心傾斜しやすい

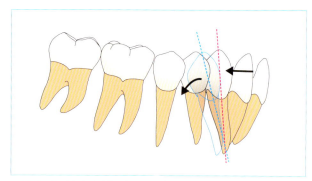

図5-2　遠心傾斜した下顎犬歯を単純に遠心移動するだけではもっと傾斜してしまう

【歯軸傾斜】

　すでに傾斜している方向に歯を移動しようとすると，その方向にさらに傾斜してしまう．遠心傾斜した犬歯を遠心に移動させるのは難しい．咬合平面湾曲からして術前から近心傾斜していることが多い第一大臼歯を近心移動するのも同じく注意が必要である（図5）．近遠心的な歯軸傾斜の診断は，パノラマX線写真（図6）がわかりやすく重宝する．遠心傾斜した第二大臼歯を遠心に，近心傾斜した第一大臼歯を近心に歯体移動はしにくい．歯牙移動の基本である．

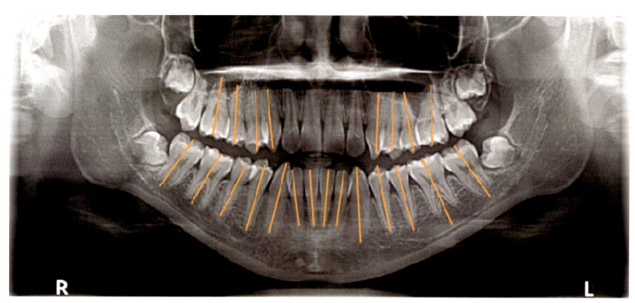

図6　歯軸傾斜の診断に有効なパノラマX線写真

【グリップ（把持）できるかどうか】

萌出していない，または歯冠長が短い歯牙を単独で動かすのは難しい．アライナーでの矯正がいかに歯冠をグリップ（把持）できるかが予測実現性の高い移動を行うカギである（図7）．

また，アライナー矯正に限ったことではないが，歯根の形態で動きは当然異なる．インプラントをしているGPは分岐部に硬い皮質骨があることも知っている．複根歯が動きにくいのは当然である．

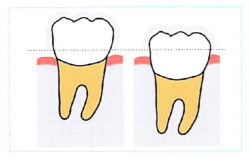

図7-1 萌出していない歯牙の移動は難しい

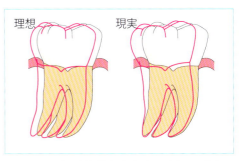

図7-2 根が複雑な大臼歯の歯根は動きづらい

【移動する歯根か】

下顎第一大臼歯は4根あるとしてもGPからすると特に珍しいとは思わない．移動しにくいのは想像できる．さらに，分岐部の皮質骨が硬く厚い場合もおそらく移動しづらい．エンドやペリオ，インプラントで用いる解剖学的な知識がここでも役に立つ．

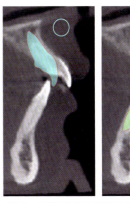

図8 下顎前歯の歯根と歯槽骨の関係をCBCTでみるのはマストである

【動くそこにスペースと骨はあるか】

前歯部においては特にCTで唇舌的な骨量を見ておくのは必須である（図8）．アーチに沿った水平的な移動であれば必要性が低いこともあるが，上顎犬歯部の唇側皮質骨は矯正に関わらず薄いことが多い．できれば各歯毎に近遠心のCT診断も行いたい．2024年5月に追加された「平面（Plane）」機能は前歯の歯根とハウジングの関係を診るのに有用である（Chapter4 Case5 図18参照）．

インビザラインにおいても2023年10月頃からCBCTでの骨の状態がわかるDICOMデータ，IOSでスキャンした歯冠と歯肉のSTLデータ，移動計画ツールのデータを重ね合わせてできる移動計画ツール「Root」（Chapter4 Case5 図18参照）が日本のユーザでも使えるようになった．今後もこれらの便利な機能が増えて洗練されていくとは思われるが，あくまで重ね合わせた合成画像である．臨床実感と合わないことも多い．最近ではセファロを自動トレースしてくれるソフトも一般的だと思われるが，誤差がゼロではないであろう．三次元データになるとそれが増えるのは当然である．AIがこれまでの矯正治療の歴史のを重ねて発達し，これまでの矯正治療の歴史を学習していくことで急激に発展し，今後も全自動に限らず想像できないような進化もあるかもしれない．ただし，まだまだ歯科医師が監視チェックしなければならず，全自動では生成できないのが現状だ．

患者協力度診断

アライナーは可撤式矯正装置である．患者が適正に使用しなければ治らない装置である．

私の場合は矯正コンサルを自分でも行うため，患者来院時，待合室待機時，予約の入れ方から協力度診断が始まっている．

GPであるので，これまで通院していただいている方であればある程度協力度がわかっているが，そうでない新患の方が多い．現在の当院は，知人がきれいになっているのを見聞きしてよく来院される．あの子が治ったからまたは治療しているから私も，というケースも多い．

現状を診断し，臨床的には可能と考えていても，アライナー矯正というやり方が受け入れられないもしくは管理できない患者も少数ではあるが，一定の割合であることは間違いない．

アライナー矯正の精度はかなりの割合で患者協力度によるものが大きい（図9）ため，患者本人の生活状況，家族の協力度を見極め，困難と判断した場合は可撤式でない矯正法を推奨することもある．4割が影響するとは言い過ぎのような気がするが，3割以上はかならず影響する．アプリを使用するなど，協力度を上げる工夫ができることもアライナー矯正のテクニックのひとつだ．

装置を正しく使えていない，装置がきちんとフィットした状態で使えていない場合も予測実現性は下がり，リカバーが難しい状態に陥ることもある．

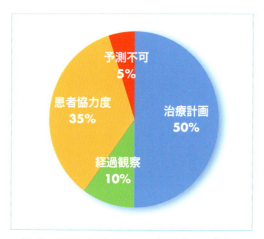

図9 当院におけるアライナー矯正の成功に影響を与える因子の割合

要注意
1. 「使用時間が守れていないが，使えている」と言う患者
2. 「頑張る」というが，実際には頑張れない患者
3. ついつい給食後，部活後，お出かけ，飲み会後などで外した後に装着できていない患者
4. 顎間ゴムの使用ができていない患者
5. 咬合力や手の力が弱くアライナーを深く装着できない患者

難易度診断

病名が同じだから難易度も同じではない.

「難易度が高い ≒ 治療期間が長い」が, 難易度が高くても高い技術があれば治療期間を短くすることもできる.

日常からレーダーチャートを用いているわけではないが, 難易度を分析する指標となる(図10).

1. 歯列不正タイプ
2. 協力度, 理解度
3. 十分な治療期間の猶予
4. 親知らずを含めた抜歯の可否
5. 歯軸傾斜
6. 解剖学的要因
7. 保定

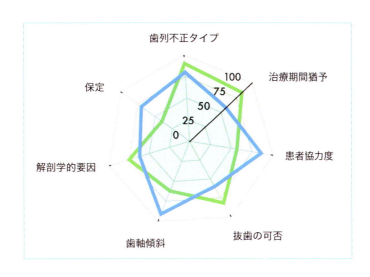

図10 治療難易度を表すレーダーチャート

【症例の難易度を見分けるポイント】

1. 移動したい方向に歯軸は傾斜していないか
2. 移動する場所にスペースと骨はあるか
3. 左右第一大臼歯の位置, 犬歯は左右対称か
4. 片側八重歯は意外と難しい
5. 40点を70点にするより, 80点を95点にする方が難しい.
6. 使用ルールを守れるか

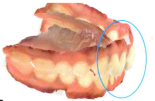

Case1-1　過蓋咬合　前歯舌側傾斜（軽度）

#過蓋咬合　#前歯舌側傾斜　#下顎臼歯舌側傾斜　#下顎後退　#叢生　#習癖

主訴　前歯の歯並びが気になる（正中のズレは気にならない）
14歳，女性

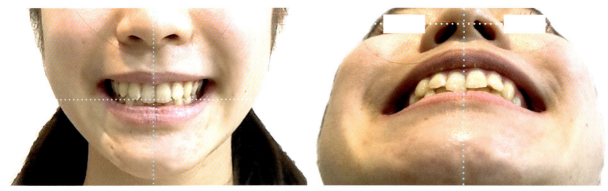

図1　顔貌はほぼ左右対称（左）．鼻尖はほぼ中心（右）

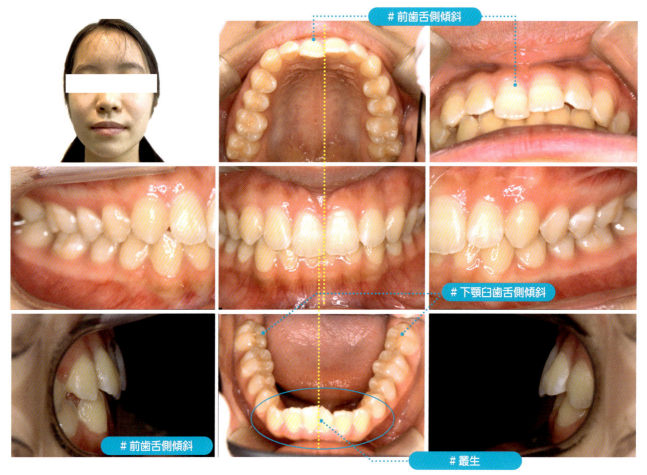

図2　右上中切歯の挺出と舌側傾斜，下顎前歯の叢生が主訴．下顎の正中がやや右側に偏位している

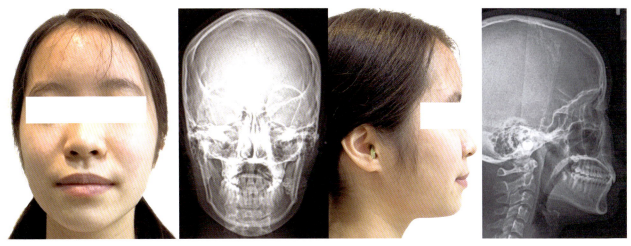

図3　正面観と側方面観の顔貌写真とセファロX線写真

本症例の見方

- 上顎前歯の舌側傾斜，Ⅱ級2類傾向の症例は下顎が後退していることが多い．
- 咬合平面がフラット，強めの咬合力を想像できる． ← **アライナーフィットがよい**
- 前歯の被蓋は深いが面長の顔貌． ← **安易な咬合挙上することで縦長顔貌が強調されないように気をつけたい**
- 下顎の臼歯も舌側傾斜傾向にある．
- うつ伏せ寝の傾向があるようで，その習癖が原因の可能性もある． ← **悪習癖の改善は必須**
- 狭くなった舌貌を広げたい．
- 14歳，下顎の成長に今後も注意が必要．

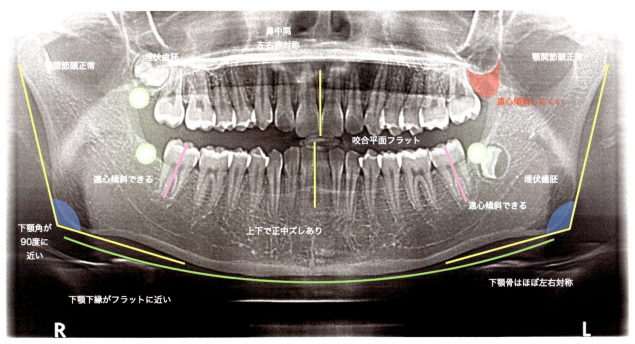

図4　初診時パノラマX線写真

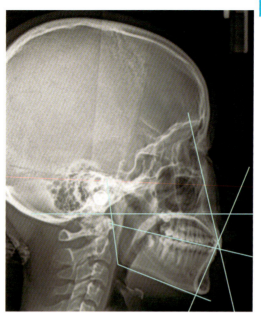

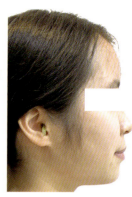

プロファイル診断

Straighe Profile
Low angle
Brachey Facial
Long face tend.
Skeltal class 3
Deep bite

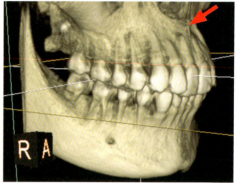

図5 大臼歯関係はほぼ1級．下顎はやや右後方に押されている

図6 上顎前歯の根尖は皮質骨からはみ出している

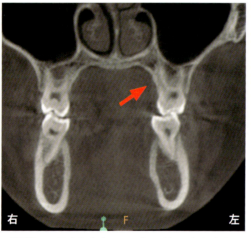

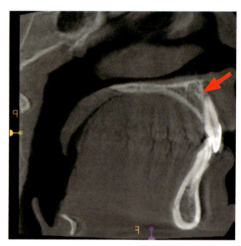

図7 下顎大臼歯をアップライト，上顎大臼歯は側方に拡大したい

図8 UR1の歯軸はそのまま悪化すると皮質骨からさらに逸脱してしまう

「前歯の歯並びが気になる」との主訴で来院した14歳の女性の症例を供覧する．

図1より，上顎右側中切歯の挺出と舌側傾斜，下顎前歯の叢生を認めることができる．また，下顎の正中がわずかに右側に偏位していることもわかる．

顔貌および口腔内写真からオトガイ部に筋肉の強めの緊張があり，下顎の前歯および臼歯が舌側傾斜している．舌側傾斜した歯牙を整直して狭窄したアーチを適正化し，舌貌を広げてオトガイ部の筋緊張をほどきたい．歯列不正のきっかけが上顎右側中切歯の舌側傾斜であり，さらにその原因は悪臭癖の可能性がある．事実，問診にてうつぶせ寝などの癖があることが聞き取れた．

図2，3は，正面観と側方面観の顔貌写真とセファロX線写真を並べたものである．こうすることで下顎の偏位，プロファイル（側貌）診断や下顎のサイズがよくわかる．

Case1-1 過蓋咬合 前歯舌側傾斜（軽度）

歯牙移動計画

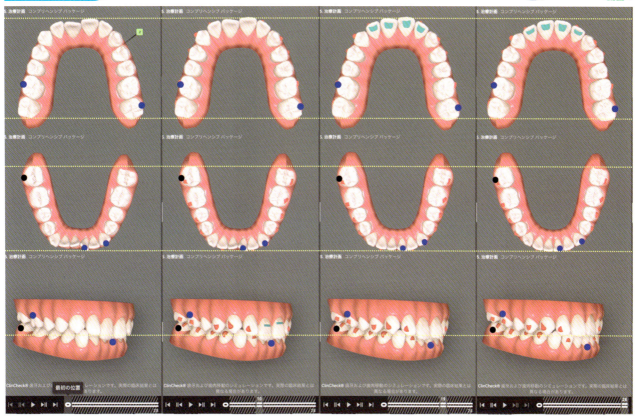

図9 上下顎とも前歯切端と大臼歯遠心の前後的な位置に変化がなく，側方拡大で移動空隙が確保できたことがわかる．フレアアウトしすぎると唇側および頬側歯肉の退縮に繋がるため，リートリンガルトルクを入れる必要がある（→図10参照）

意外にも下顎はやや大きめで，下顎角が小さいブレイキータイプであることがわかる．いわゆるハイアングルドリコフェイシャルではなかった．うつぶせ寝はあるがクレンチング癖もあるため，下顎臼歯の咬合関係は維持されたまま前歯が舌側傾斜したのかもしれない．

図4のパノラマX線写真には情報が多い．下顎角が比較的鋭角で下顎下縁および咬合平面がフラットに近いことがわかる．また，もしも大臼歯の遠心移動をしたい場合に埋伏歯よりも上顎左側の臼後結節部の骨が遠心移動の障害となるかもしれない．本症例に関しては，すでにほとんどの歯根がパノラマ上はパラレリングできている．

プロファイル診断で straight face であることから下顎骨はやや大きめであると思われるが，図5,6より，大臼歯関係はほぼⅠ級である下顎はやや右後方に押されてい可能性がある．図7から，上顎左側第一大臼歯は口蓋根舌側の皮質骨が薄いため傾斜移動よりも歯体移動で側方に移動したい．また図8より，UR1は根尖が皮質骨からはみ出していることがわかる．Airway は狭くはなさそうである．

動画5

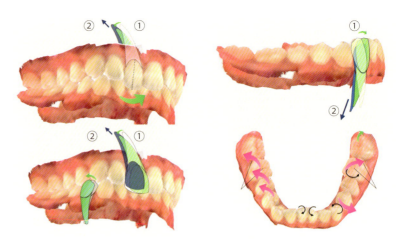

①歯根を骨内に入れて②その後に圧下する

図10 前歯部は歯根を歯槽骨内に入れて（ルートリンガルトルク）から圧下した方が，歯根吸収や歯髄失活の恐れが少ない．下顎臼歯の外側へのアップライトも同様である

歯牙の移動計画を立てる

　患者の顔貌は，前歯の被蓋は深いが面長であり，プロファイルを考えると，あまり咬合挙上せずに前歯部の相対的圧下をメインとした移動を行いたい（図9）．移動計画としては，一括移動で上下前歯はフレアアウト，下顎大臼歯は遠心側方にアップライト，下顎小臼歯は側方にアップライトを行う．咬合平面をフラットからややスピーカーブを付与，前歯は相対的挺出をしないよう心がける．

　アライナーを装着することでスタビライゼーションスプリントを使用した場合と同様の効果で下顎をロックから解放したい（Case11参照）．

　前歯の動きはまず根尖をハウジング内（皮質骨よりも内側）に入れてから圧下し，前歯部の圧下で被蓋を浅くしていく．根尖を歯槽骨内に入れてからの圧下の方が歯髄の血行上やさしく安全と思われる．唇側にフレアアウトさせる際に根尖が皮質骨上のままで圧下すると歯髄への影響や歯根吸収も危惧されるため，注意深い経過観察が必要である（図10）．

　ルートリンガルトルクを入れるときにはアライナー内面に突起があるパワーリッジを用いるとトルクがかかりやすいが，アンフィットが起きやすいという反面もある．インビザライン社から作成される治療計画では，ルートリンガルトルクを入れる歯はパワーリッジがデフォルトで入っていることが多く，自身でその要否の判定はしてほしい．前歯ではアライナーが被覆する長径が長く，力が歯根に伝わりやすいため，筆者はパワーリッジを使いすぎないように気をつけている．アンギュレーションなどのそれ以外の3次元的な移動を同時に行いたい場合にはアライナーフィットの方が大切なことも多い．全てがインビザライン社から送られてくるものをそのまま使用するのではなく，自身で診断できる力を養うことも重要である．

　また，本症例のようにバイトランプを用いて圧下する場合，バイトランプ上に下顎切歯を置いて噛むように指導することも重要で，バイトランプの舌側に下顎前歯を置いてしまうとより下顎後退や過蓋咬合が進む可能性があるため，使用上の注意喚起が重要である（図11）．

Case1-1 過蓋咬合　前歯舌側傾斜（軽度）

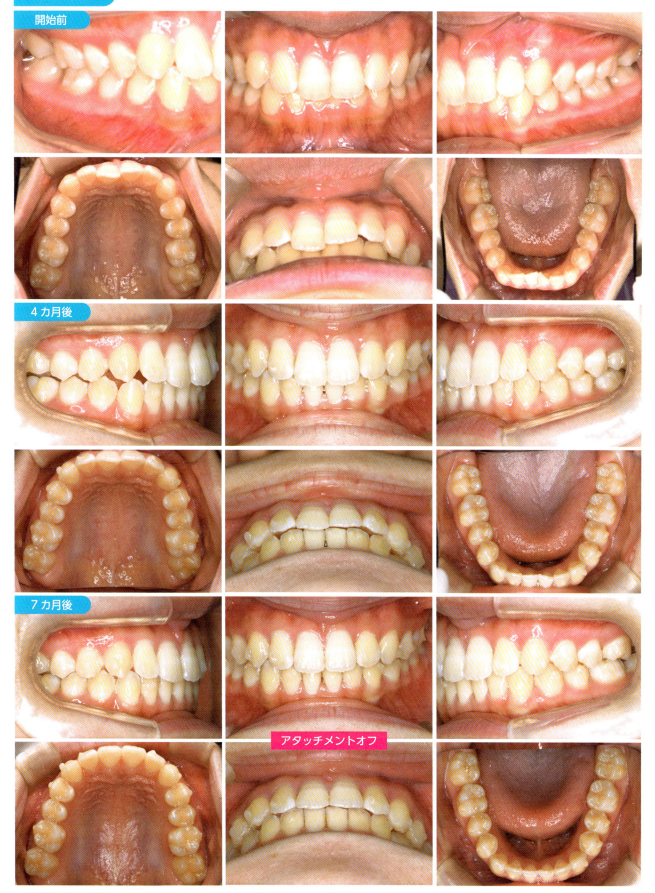

図11　治療開始からアタッチメントオフまで約7カ月で動的治療終了

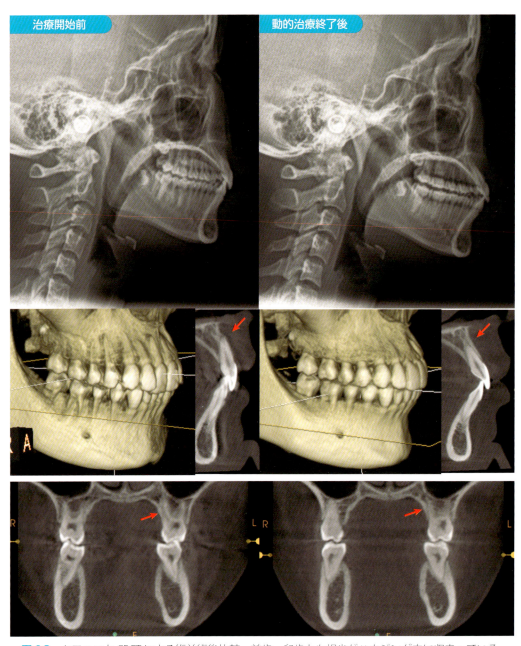

図12 セファロとCBCTによる術前術後比較．前歯・臼歯とも根尖がハウジング内に収まっている

　セファロ側方で術前術後比較を行うことが重要であるのはいうまでもないが，加えてCBCTによる術前術後比較は重要である（図12）．特に歯根がハウジング内に収まっていることの確認は重要である．突出していても発見し次第，根尖をハウジング内に移動することで歯根吸収や歯肉退縮が抑えられる．移動中や移動直後は皮質骨がボリュームレンダリング画像で再現されにくいことも知っておきたい．**本図下段**から下顎大臼歯がアップライトで整直していることがわかる．

Case1-1 過蓋咬合　前歯舌側傾斜（軽度）

Case1-1の治療のポイント

- 下顎前歯のトルクコントロールをCBCTで正確に診断して行う．前歯をフレアアウトしつつ圧下する
- アライナーは前歯のトルクが効きすぎるので前歯部のオーバートルクはあまり必要ない
- ロックを外して押し込まれた顎位を解放する
- アライナーはスタビライゼーションスプリントのように顎位が滑りやすい
- 下顎大臼歯をアップライトしてアーチ拡大する．今回は側方遠心にアップライト
- 上顎大臼歯はできればフレアアウトあまりしないように側方拡大したい
- ブレイキータイプをメジオタイプに近づけてるイメージだが，咬合高径が大きく上がらないように注意が必要である
- 咬合平面湾曲は少しつける程度にする
- ポイントを押さえれば難易度は低く，GPが行いたい矯正と思われる
- アライナーが得意な症例

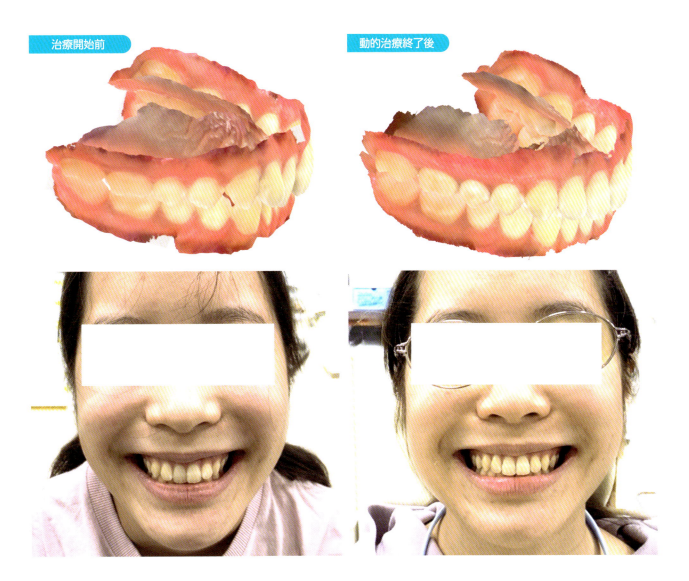

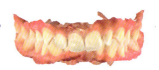

Case1-2　過蓋咬合　前歯舌側傾斜（重度）

#過蓋咬合　#前歯舌側傾斜　#下顎後退　#顔面非対称　#アンギュレーション　#Ⅱ級2類

主訴 前歯の歯並びが気になる
16歳，女性

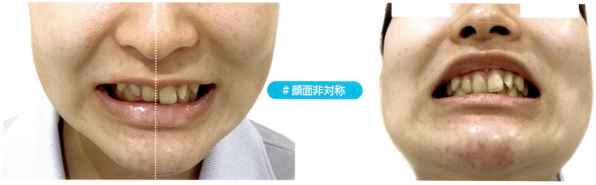

図1　下顎がより後方に押し込まれているように見えるが，患者および母親の希望は下顎を前には出したくないとのこと

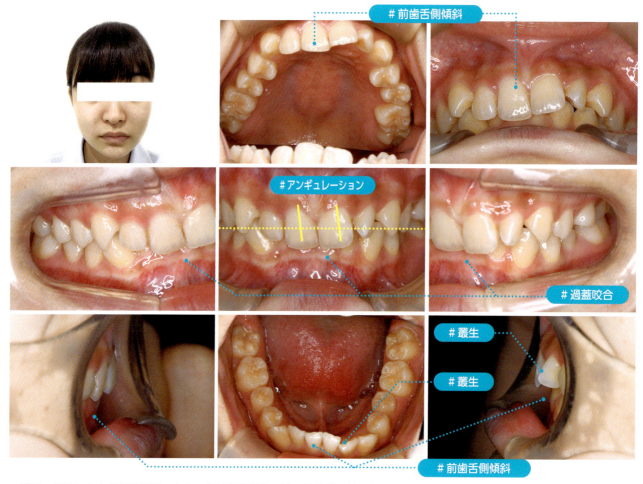

図2　口腔内および顔貌写真．左右の非対称や前歯の深い被蓋が顕著である

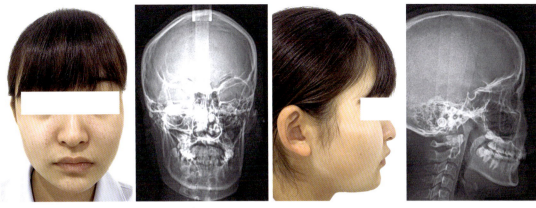

図3　正面および側方面観の顔貌写真とセファロ

本症例の見方

Ⅱ級2類症例はアライナーによる矯正治療との相性がよいと考えるが，症状の重篤度が上がるとより治療難易度も上がっていく，簡単ではないということを強調したい．つまり，咬合タイプからの難易度診断よりも症状の重篤度が治療期間に反映されていくことも当然考えなければならない．

- 前歯部の被蓋はより深い
- 咬合平面湾曲が強い
- いわゆるⅡ級2類の症例
- 上顎前歯は右前方から後方へ押し込まれているような歯軸傾斜
- セファロ正面で上下顎骨とも左右非対称
- 習癖は問診を繰り返すが出てこない

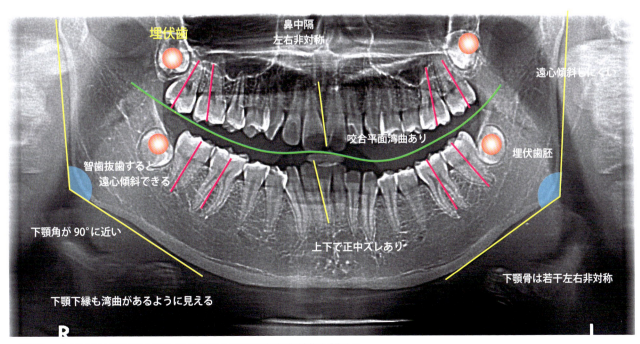

図4　パノラマX線写真上でも顎骨や咬合平面の左右非対称を認める

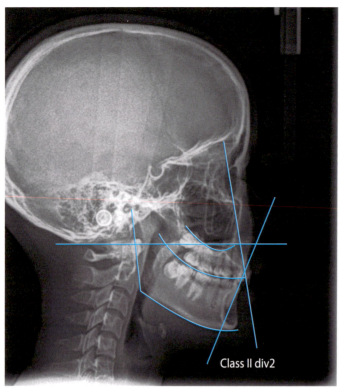

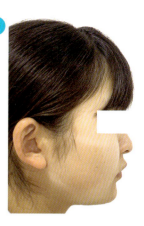

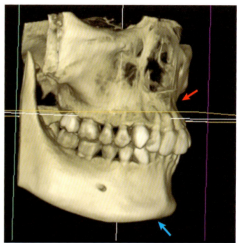

プロファイル診断

Convex Profile
Normal angle
Mesio Facial
Short face tend.
Skeltal class 1
Deep bite

Class II div2

図5　セファロ側方．咬合平面湾曲が強く，下顎が後方に偏位している可能性が高い．下顎下縁平面の湾曲も強く，何らかの習癖が疑われる

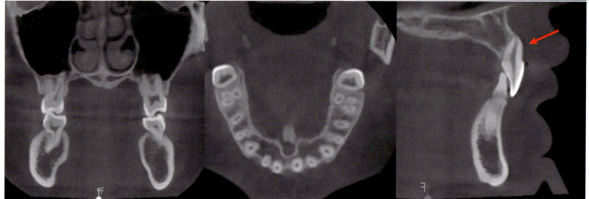

図6　上顎右側中切歯の歯根は短く，ハウジングからはみ出した根尖部は吸収したように見える

　　上顎右側中切歯は根尖が皮質骨から突出した状態が続いたためか歯根が短い，歯根吸収していると思われる（図5，6）．

　　上顎大臼歯は上顎洞内に圧下され，口蓋隆起が形成されつつある．

　　下顎前歯の挺出と同時にオトガイ部も上方に圧迫されて下顎下縁平面が湾曲している．

　　ハイアングルドリコタイプの症例が強制的にブレイキーになるような力がオトガイ下部からかかっているように見える．

Case1-2　過蓋咬合　前歯舌側傾斜（重度）

歯牙移動計画

　Case 1 同様に前歯をフレアアウトしてアーチを整列するが，前歯部のロックが外れて下顎位が前方に移動できる．アライナーを上下顎に入れることで歯牙移動と同時に下顎の整位あるいは誘導を行うことが可能である．成長が終わりに近づくに従って，下顎位も移動しにくくなってくるが，適応できる下顎位を模索しつつ，受け皿である上顎前歯の前後的位置も順次修正しなければならない（図7）．

　また，本症例では圧下量が多いため，アライナー単独で行う場合は3～4回は追加アライナーを作成し，下顎位や圧下量をその都度適正にアジャストしていく必要があると考えている．追加アライナーのときに動いた顎位で歯牙の位置も少しずつ修正していくイメージである．

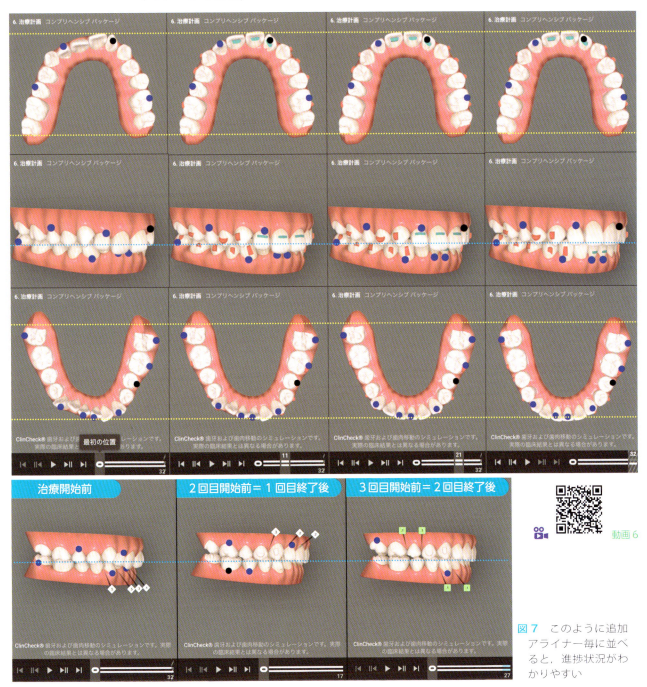

図7　このように追加アライナー毎に並べると，進捗状況がわかりやすい

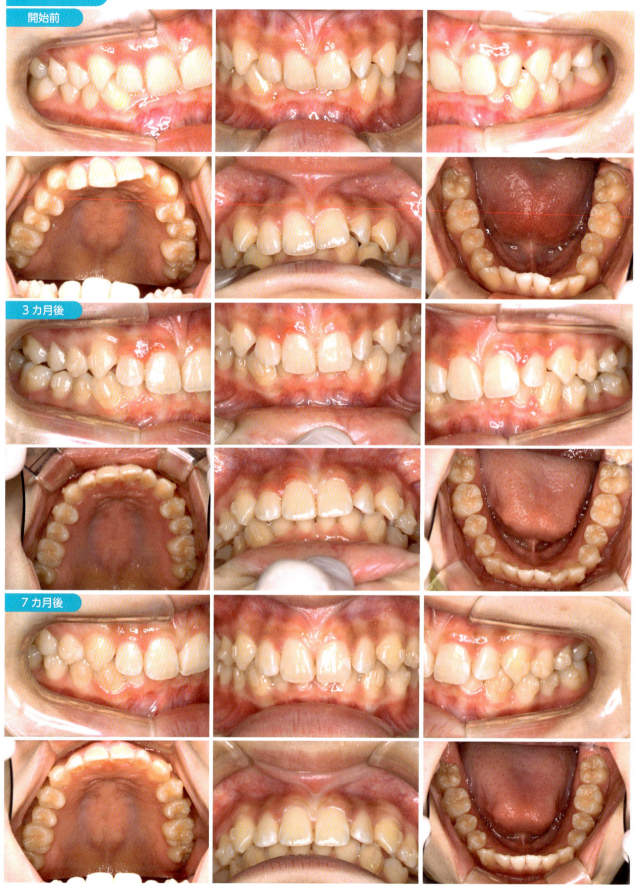

図8 開始後半年でも歯牙歯根が整直されてきている

Case1-2 過蓋咬合 前歯舌側傾斜（重度）

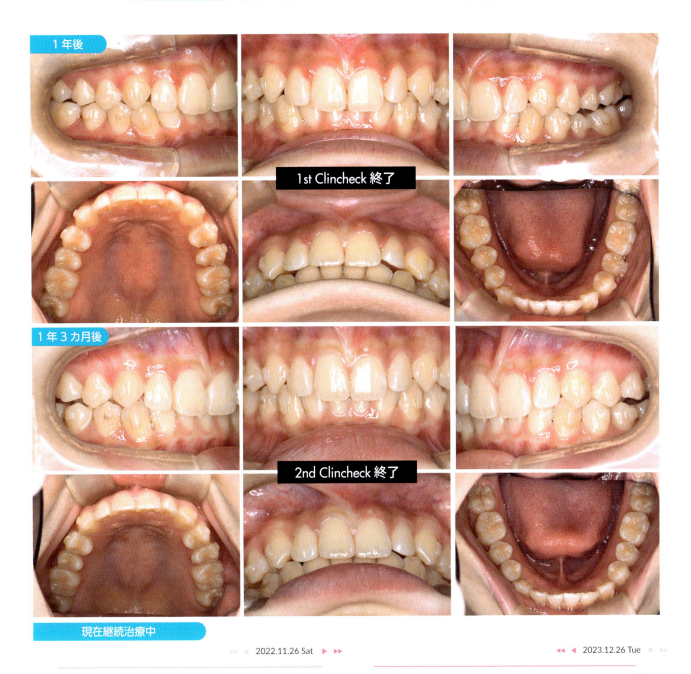

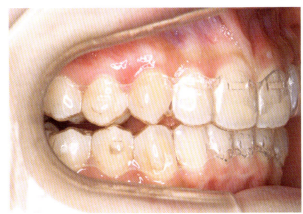

図9 バイトランプを用いて歯根を舌側に入れつつ圧下，整列している

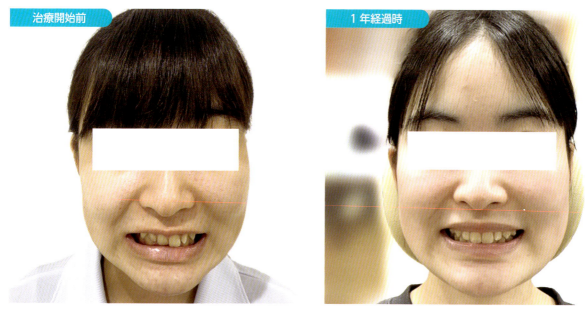

図10　顔貌正面間とスマイルラインの変化．オトガイ部の緊張はとれてきたように見える

　本症例においても上顎前歯の圧下量に合わせて大臼歯は挺出させる．スマイルライン，中切歯切端の位置が決定したら第一小臼歯から前方のみを残してでアライナーをカットするとよい．アライナーで簡単に挺出できるとよいが，現状のインビザラインのアライナーではアライナーが咬合面を覆うと臼歯部の挺出は達成されにくいと思われる（図10）．

　図11のような臼歯部を挺出させて咬合接触させるクリンチェックを作成しても実際にはこのようにはなりにくいため，当院では第二小臼歯から後方をカットして第一小臼歯から前方のみ残して使用することが多い（大臼歯は自然挺出させる）．

　図13で上下とも前歯の根尖や歯軸はハウジング内に収まってきている．可能ならばCase1-1のように歯根吸収する前に治療介入できていればと悔やまれる．

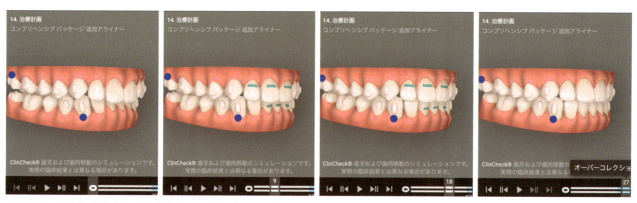

図11　大臼歯小臼歯挺出を挺出させる移動計画だが，アライナー単独では挺出してこないことが多い

Case1-2　過蓋咬合　前歯舌側傾斜（重度）

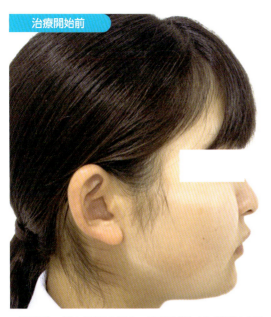
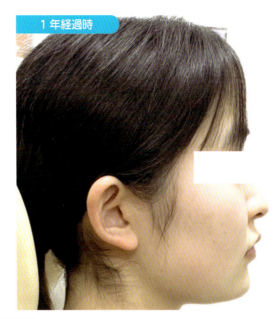

図12　側方面観の変化．下顎が前方に移動しているように見える

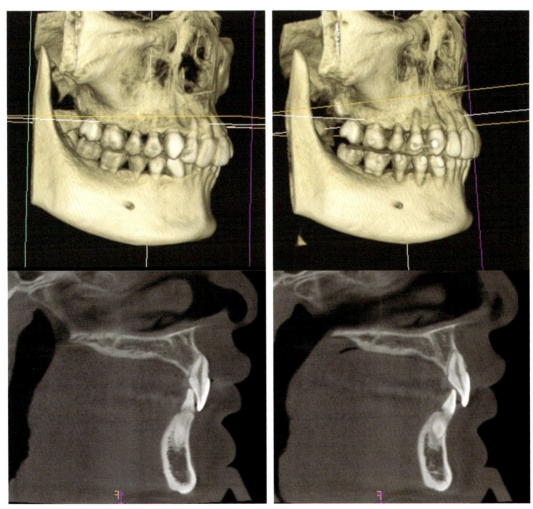

図13　UR1．根尖がハウジング内に収まってきている

Case1-2 のまとめ

　Case1 は 2 症例とも前歯が舌側傾斜した過蓋咬合だが，咬合高径を上げるのか，上顎前歯を圧下するのか，圧下するにしてもどの方向に圧下するのかを歯科医師が診断・決定しなければならない．Case1-1 は過蓋咬合だが顔貌診断からしても咬合高径はあまり上げたくない症例，Case1-2 は過蓋咬合かつ前歯部舌側傾斜で咬合高径を上げたい症例である．これらは顎位はもちろん顔貌・プロファイル診断から判断する必要がある．2 ケースに共通するのは，舌側傾斜した前歯をそのままの歯軸で圧下してしまうと歯髄障害や歯根吸収のリスク上昇への配慮が必要である点だ．前歯舌側傾斜をフレアアウトさせる移動はアライナーにとって比較的得意な移動であり，その反作用の力を利用して大臼歯の遠心移動を行うこともできるが，一方で根尖部状態や歯肉退縮に関して細心の注意を払う必要があり，CBCT での診断が重要と考える．前歯部の舌側傾斜は一括移動で対処しやすいため治療期間も短くて済むことが多いが，症状の重篤度が上がると治療期間も長くなり，難易度も上がることを知っていただきたい．

　根尖の位置は歯肉の上から触診もできるし，初診時 CBCT からどの程度傾ければ（ルートリンガルトルク）自身で計測してクリンチェックに反映させてほしい．アライナーのスプリント効果で顎位を模索しつつ追加アライナーで下顎位と歯列を整えていく（成仁鶴 先生のセミナーがたいへん勉強になるのでぜひ受講をお勧めする）．下顎位は 10 代前半では変化しやすいが，10 代中盤以降は徐々に変化しにくくなる．また，最近は健康的な機能よりも審美的に下顎が小さい顔貌を希望する患者も多く，そういった患者への下顎の前方へのアドバンスは上手くいかないことも経験するため，ご参考にしていただければ幸いである．

　なお，Case1-2 のように咬合高径を挙上して大臼歯部の咬合接触が改善していない時期には，上下顎ともアライナーを第一小臼歯まででカットし，半年ほど経過をみていくことが当院ではよくある．その時期で顎位が安定し，最終的な下顎位の目標を探る．下顎偏位症例は成人であればできれば 2 ～ 3 年はかけて下顎位を注視する必要がある．また前歯部の被蓋関係や顎位が前方へ変化すると同時に本人の愁訴も変わっていくこともあるため，そこへの配慮も行いたい．

　アライナー矯正，CBCT，デジタル矯正の一般化によって，矯正治療の担い手のパラダイムシフトが起きている．GP でも全顎矯正ができるハードルが下がったが，一方では顎位やハウジングへの細かい配慮も GP だからこそ理解しやすいと考える．外科矯正を含むより専門性の高い治療を矯正専門医が行い，難易度が中程度までであれば GP がアライナーで行っていく時代となっている．

Case1-2　過蓋咬合　前歯舌側傾斜（重度）

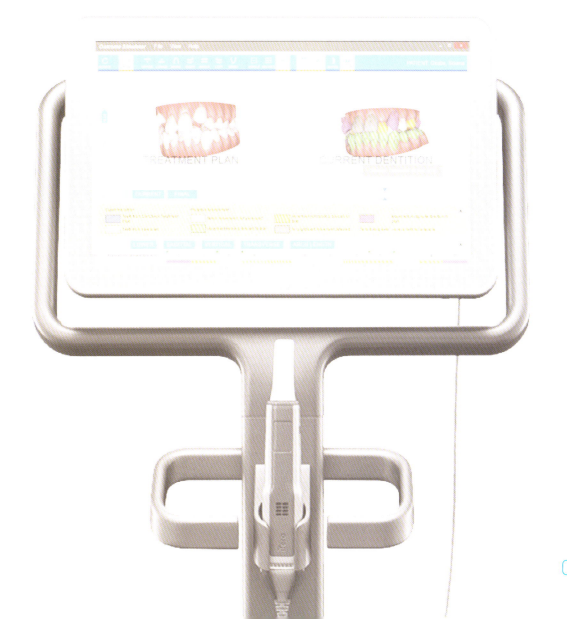

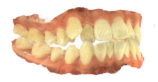

Case2　開咬

`#前歯部開咬`　`#八重歯`　`#交叉咬合`　`#上下正中偏位`　`#下顎偏位`
`#叢生（下顎前歯部）`　`#骨格性Ⅲ級`　`#ハイアングル`　`#ハイバイト`

主訴	前歯の歯並びが気になる，前歯でかめない 14歳　男性

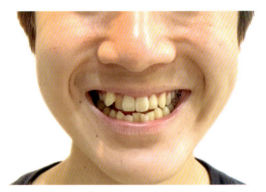
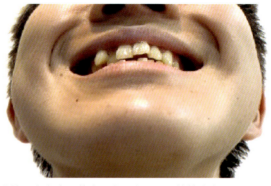

図1　以前から開咬ではなかったとのことだが，不明．下顎の成長や第二大臼歯の萌出によるものの可能性も考える

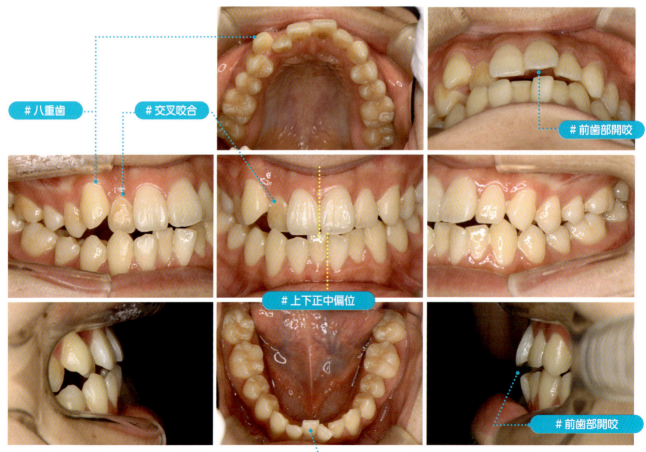

図2　口腔内写真　前歯部は咬合接触していない

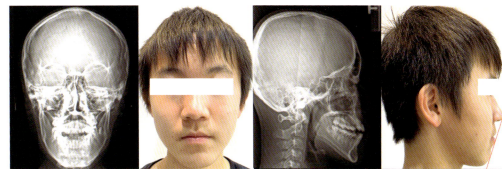

図3 正面観と側方面観の顔写真とセファロX線写真

本症例の見方

- 上顎右側側切歯は交叉咬合だが，上顎左側前歯は開咬
- 上下顎とも正中が偏位し，顔貌も左右非対称，下顎が左側に偏位している
- 咬合平面湾曲が強い
- 下顎骨が大きく，いわゆるハイアングル＋Dolicho症例
- セファロ正面で上下顎骨とも左右非対称
- 習癖は問診を繰り返すが出てこない

　ハイアングル・ハイバイトは難しく，手を出さない方がいい症例と聞いていた．しかも，骨格性3級でいわゆるDolichoフェイシャル（縦に長い顔貌），開咬は専門医へ紹介するものと考えていた．患者側から通院の問題でなんとか近医である当院で治療してほしいとのこと．インビザラインをはじめて5年目の症例．アライナー矯正は大臼歯の遠心移動がしやすく，咬合面被覆型であるため，圧下が得意な矯正装置である実感は持っていた．患者・患者家族には難しい症例であることを念をおした上で治療計画作製に入る（図4～6）．

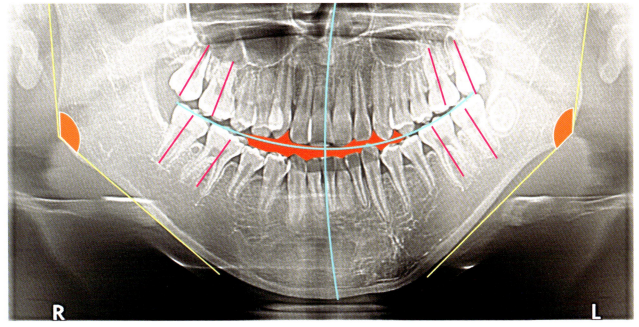

図4　パノラマ所見．ハイアングルケースは下顎下縁平面が急峻，開咬であるため上下顎前歯間に空隙が確認できる

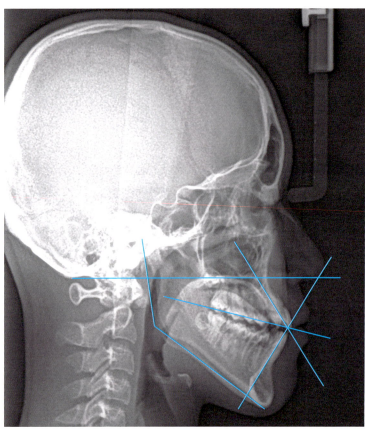

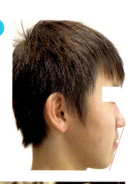

プロファイル診断

**Straight-
Convex Profile**
High Angle
Dolicho Facial
Long Face
Skeltal class 3
Open(High) bite

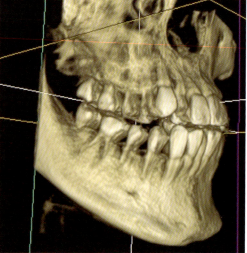

図5 セファロ側貌およびCT所見．
　　ハイアングル（下顎角が大きい）で下顎下縁平面が急峻，Skeltal class3 傾向（下顎骨がやや大きめ）であるが，咬合平面湾曲も大きい

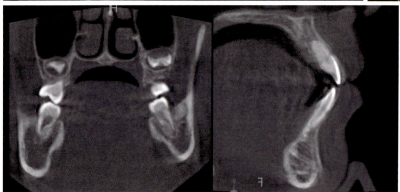

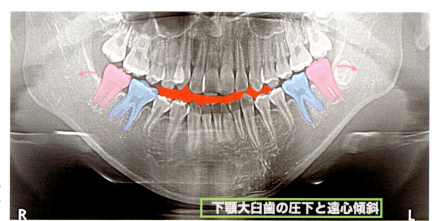

図6 パノラマ所見．
　　下顎左側に智歯の歯胚は認めるも下顎大臼歯は十分に遠心移動できる空隙があり，圧下も可能と診断

下顎大臼歯の圧下と遠心傾斜

Case2 開咬

歯牙移動計画

上顎は中切歯の前後的位置は変えずに左上犬歯を側方拡大することで正中も右側に移動する．

下顎も大臼歯の圧下と側方・後方へのアップライトを伴った遠心移動を3級ゴムで架橋固定しながら行う（図7, 8）．

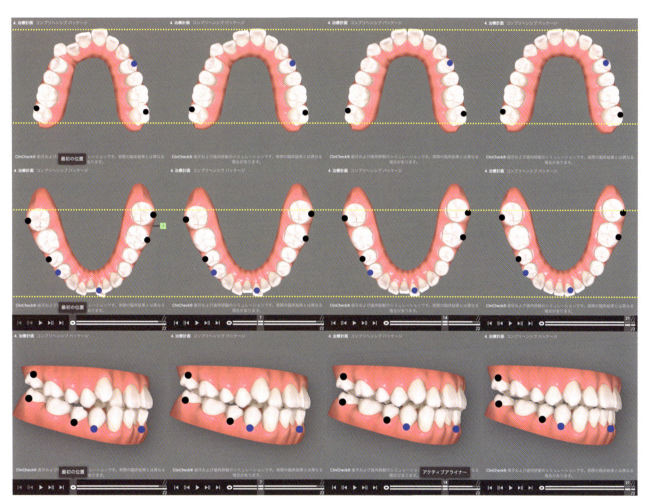

図7 クリンチェックで下顎咬合平面が平坦化されている．大臼歯の1mmの咬合高径は前歯部の3mmに相当するとも言われる．つまり，上下あわせて1mm程度の臼歯圧下で前歯は切端咬合まで閉じることができ，3級ゴムで下顎を後方かつ反時計回転する方向に誘導すると前歯部の被蓋も3級傾向も改善されると考えた

 動画7

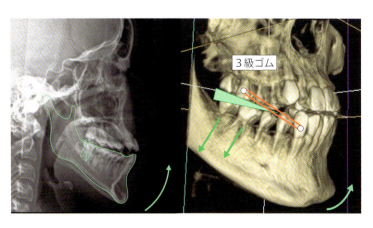

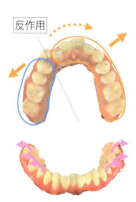

図8 3級ゴムで下顎を軽く後方にひきつつ下顎大臼歯の圧下をきっかけに下顎の反時計方向の回転を誘導する

63

治療経過

開始前

3 カ月後

6 カ月後

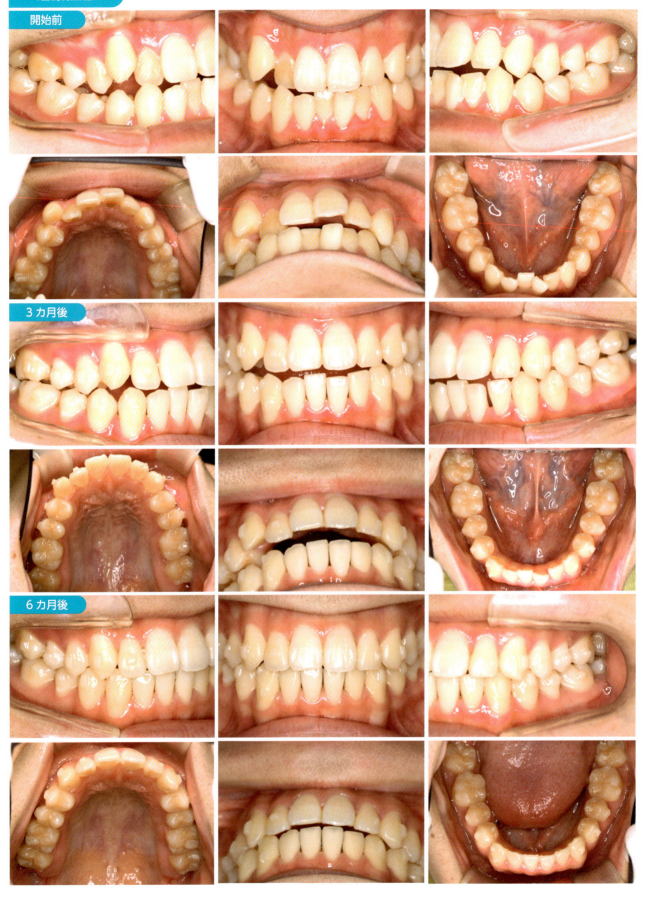

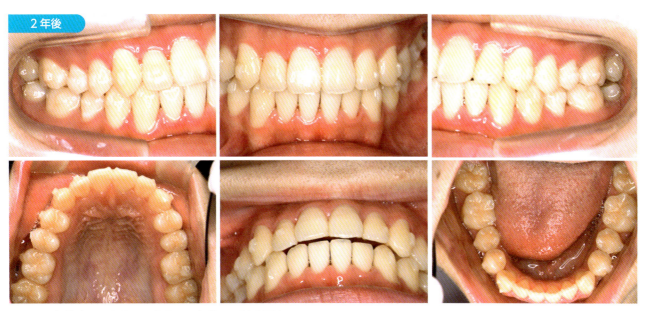

図9 初診時，3カ月，6カ月，2年後の口腔内写真

　上顎右側犬歯を支点（軸）として水平方向に拡大すると上顎正中が左側に移動することができた．

　本症例はロングフェイスであるため，前歯を挺出して空隙を閉鎖するというよりはいわゆるオートローテーションで治療したい症例である．14歳という年齢は顎位の変化・誘導しやすく，開咬の治療に適した年齢と考えている．咬合平面湾曲が強かったことも圧下しやすい要因となっている．アライナーは開咬治療に向いている装置と考えるが，術前から咬合平面が平坦な開咬は治療の難易度が上がると思われ，この考え方だけで全て上手くいく，という考えは危険である．アライナーは比較的柔らかくたわむ矯正装置なので，咬合高径をもっと深くしたい場合にはもう一度同様の治療計画を繰り返すことも多い．症例によっては当然前歯を挺出させて開咬を改善することもある．智歯もまだ歯胚で第二大臼歯の圧下や遠心移動が可能なスペースがある一方で，下顎が成長する可能性もおおいにあるため，本症例ではオーバーバイトを深くし過ぎずに経過観察中である．10代前半までに本症例のような下顎の偏位症例を改善させておくことは筋骨格が出来上がるまでの大切な治療介入と考えている（図9〜11）．

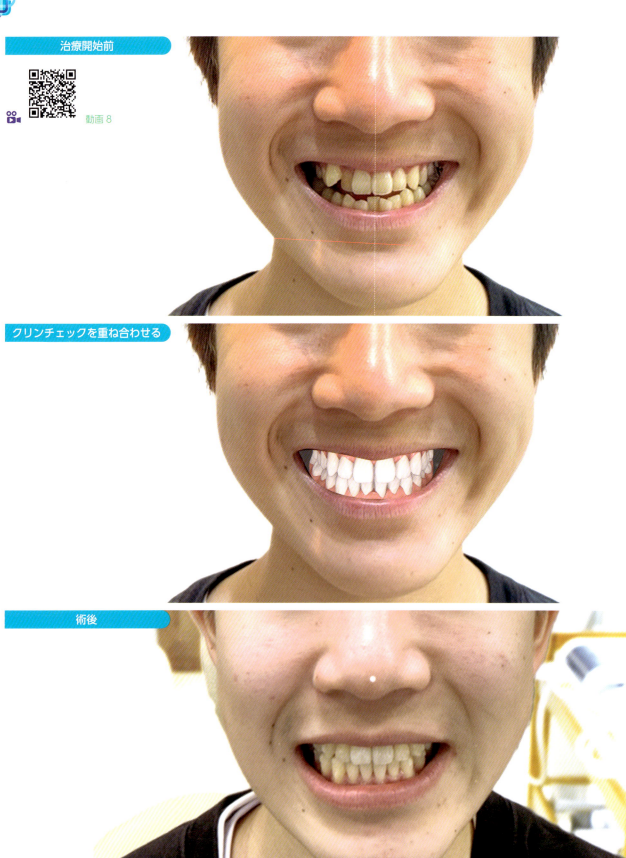

図10 術前後の正面観の変化．上顎前歯が挺出することなく被蓋が改善している

Case2 開咬

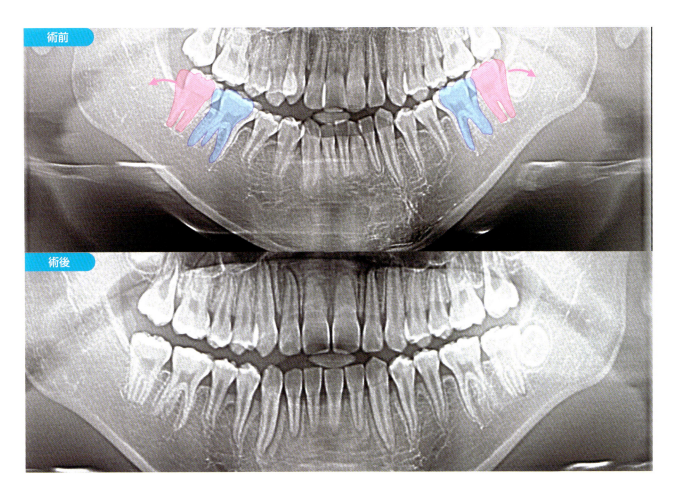

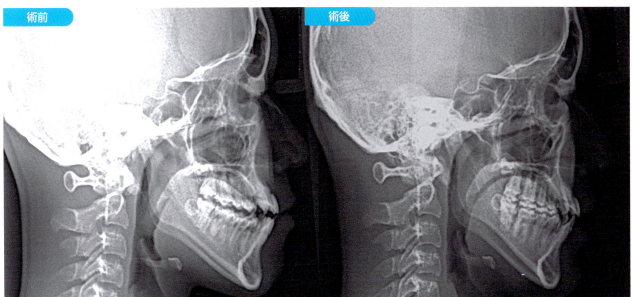

図11 パノラマで臼歯の圧下，セファロ側貌でオートローテーションが確認できる

Case2 の治療のポイント

- アライナーは圧下が得意な矯正装置.
- 臼歯部の圧下と反時計方向の回転で開咬を改善（図12）.
- 上顎は上顎右側犬歯を中心に水平方向に側方拡大，前歯の唇側移動量は術前に入念に患者コンサル.
- 顔貌写真とクリンチェック二次元重ね合わせで最終位置を予測（後述）.
- 下顎はスプリント効果で正中改善（Case11 参照）.
- 下顎臼歯は第二大臼歯から圧下しつつ順次遠心移動を行った.

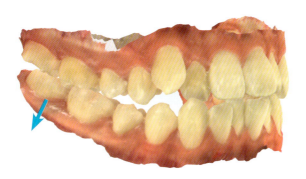 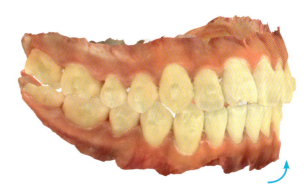

図12　下顎大臼歯の圧下で前歯部の開咬が改善している．下顎の反時計方向の回転

下顎大臼歯の圧下と下顎骨の反時計方向への回転.
今回はⅢ級ゴムだが，上下顎の位置関係次第ではⅡ級ゴムでも良い.
年齢14歳，乳歯が全て脱落した直後．大臼歯の圧下は乳歯では行いにくい．10代前半までが顎位を移動させやすい年齢で，年齢が上がるとともに変わりにくくなっていく傾向にあると思われる．

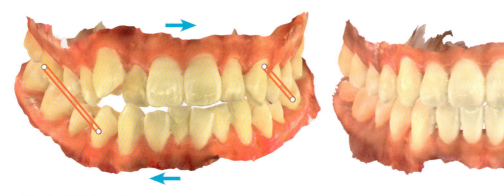

図13　顎間ゴムの使用

八重歯の方向に正中が偏位していることが多い．今回もそのため，右上犬歯を遠心移動する反作用で上顎の正中を左側に移動させた．下顎がそれに追随するように一時的に左側のみ2級ゴムを用いた．

● オートローテーション

　咬合高径を上下するときには顎関節付近を回転中心とした回転運動（オートローテーション）で変化することが多い．もともとは外科矯正からの考え方と聞く．

　Case1-2 では過蓋咬合を①前歯部の圧下と時計方向の下顎の回転，Case2 では開咬を②大臼歯の圧下と下顎の反時計方向の回転を用いて治療した症例を見ていただいた．Chapter1 の顔貌診断の大切さを感じることができる症例である．

　アライナー矯正では，圧下や一括移動でフレアアウトやアップライトができる症例は得意・短期間で終了することができる．逆に一括移動がしにくい症例では治療期間を要するため，ぜひ次章以降もご覧いただきたい．

　また，咬合高径の上下を水平的にだけ見ていくのではなく，下顎の回転という視点で観ることで咬合再構築がしやすくなる．年齢が上がっていくほど新しい顎位に適応しにくくなる傾向にあるため，10代前半の治療介入を推奨したい．

　アライナーを用いての矯正であれば，多少おやつの時間が減るとは言われるが，部活などもできる種類が多くなり，10代の矯正治療では特にアライナーが第一選択となってきていると感じる．

開咬の場合	過蓋咬合の場合
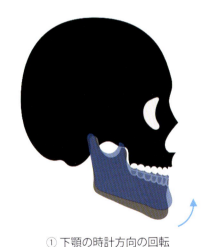	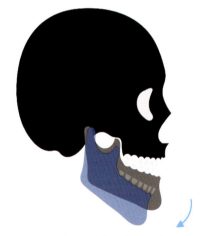
① 下顎の時計方向の回転	② 下顎の反時計方向の回転
Case2 はこれに下顎の右側へのバイトジャンプを促したため図13のようなゴムとなった	Case1-2 はこれに下顎の前方誘導も促したため2級ゴムを使用している

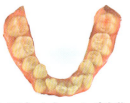

Case3　狭窄歯列弓　抜歯非抜歯境界症例（小臼歯抜歯してもよかった症例）

#狭窄歯列弓　　#上顎前歯前突　　#叢生　　#ロングフェイス
#過蓋咬合　　#下顎臼歯舌側傾斜　　#下顎後退

主訴　前歯の歯並びが気になる
16歳　女性

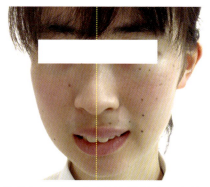

図1　下顎が小さいか，後方偏位が疑われる顔貌である．顎関節症状はない

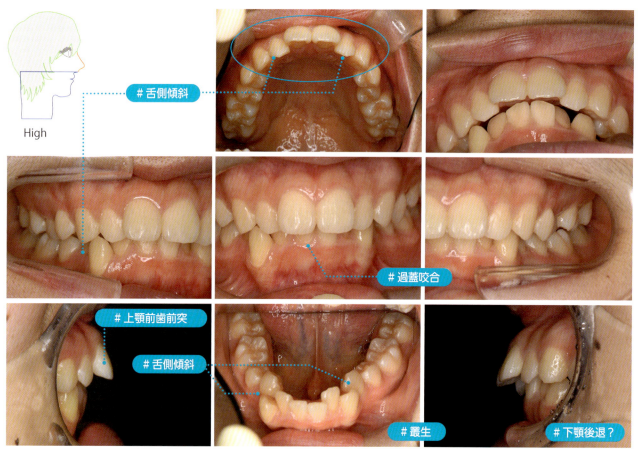

図2　上顎中切歯の唇側傾斜と下顎小臼歯部での叢生が顕著である．臼歯群はあまり舌側傾斜していない

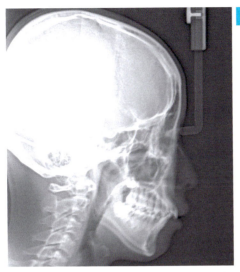

プロファイル診断

Convex Profile
High Angle
Mesio-Dolicho Facial
Long Face tend.
Skeltal class 1-2
Deep bite

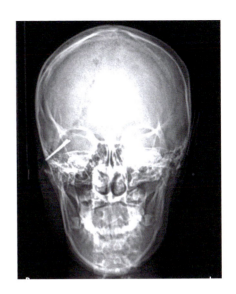

図3　初診時セファロX線写真．長貌傾向

本症例の見方

- ロングフェイスなのに被蓋が深い　←……… 咬合高径はあまり上げたくない
- ハイアングル Dolicho のディープバイト　←……… 前歯部の圧下のみで被蓋を改善したい
- 上顎側切歯の舌側傾斜で下顎も後方に偏位している疑い　←……… 下顎前方誘導を期待
- 下顎が後退している症例では咬合平面湾曲が強いことが多いが，本症例では平坦
- 下顎の小臼歯が舌側傾斜したV字型歯列弓，犬歯間，小臼歯間幅直径が狭い
- 上顎は中切歯の前突が改善されれば，さほど悪くない
- 下顎左側犬歯が遠心傾斜しているため，隣の小臼歯を抜歯しにくい

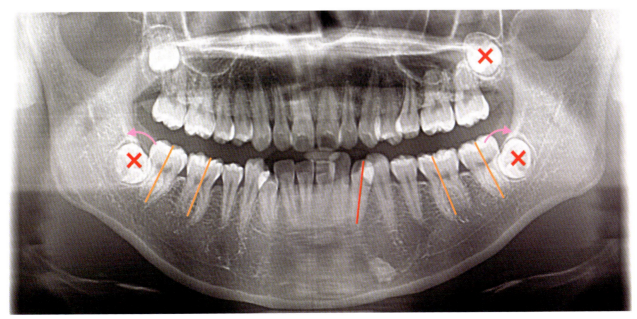

図4　初診時パノラマX線写真．臼歯が上下左右とも近心傾斜傾向にある

歯牙移動計画

動画9

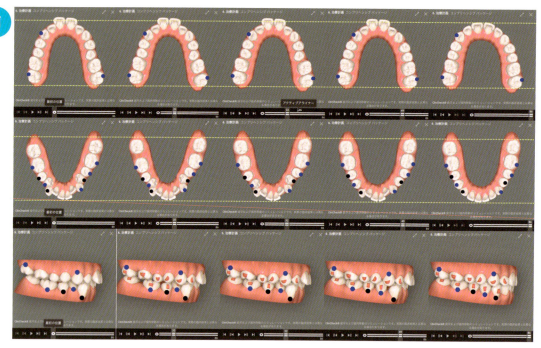

図5 大臼歯を一歯単位で移動しているため，86枚（＝約1年半）という長期の治療計画となっている．予測実現性を高めること，前歯が前方に突出するなどのアンカーロスを起こさないことが目的である

叢生の下顎小臼歯抜歯では臼歯の近心傾斜リスクをとるか，非抜歯で臼歯を遠心側方にアップライトするかを検討し，後者を選択した．

治療期間は長くなるが，知っておきたい一歯単位の移動での遠心移動である．順次遠心移動で第一第二大臼歯と第二小臼歯が同時に移動する場合よりも前歯部への反作用が少ない．どちらの長所短所も理解しておきたい（図5）．

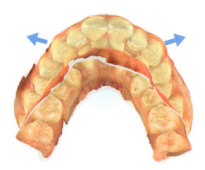

【上顎の移動】（図6）
①第二大臼歯を定位置に早期に持っていくこと
②第一大臼歯を定位置の持っていく
③小臼歯を一括で移動する
④犬歯は今回は側方に広がる力を利用して前歯を舌側に移動した

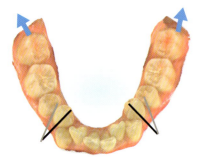

図6 側方拡大と遠心移動のイメージを持つことが重要である

【下顎の移動】（図6）
①〜③の考え方は同じ，できる限り上下顎をそろえるよう調整する
④前歯は現在の中切歯の位置よりも唇側に移動しないように整列，圧下する

上下顎同時に遠心移動したためにエラスティックは使用しなかった．側切歯でロックしてフレアアウト（前方へのアンカーロス）を予防できると予測した．経過観察中は下顎前歯の歯肉退縮は中止していた．

Case3 狭窄歯列弓 抜歯非抜歯境界症例（小臼歯抜歯してもよかった症例）

本症例では術後写真を先に示す（治療経過は次ページ）

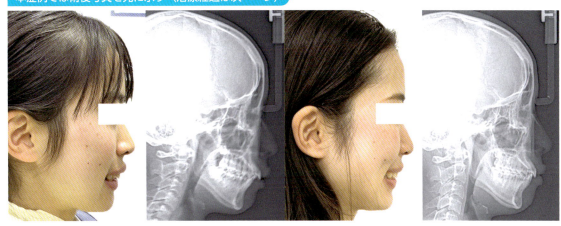

図7 術前および術後の側貌比較

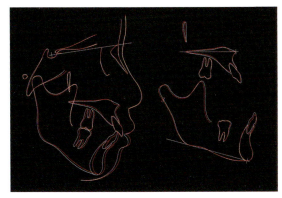

図8 術前術後セファロの重ね合わせ
非抜歯ケースの短所の一つとして前歯の突出感が残りやすい

顔貌写真では下顎がわずかにアドバンス（前方移動）しているように見えるが，セファロで見ても微妙だ．年齢的にも下顎が成長する時期でもある．

この患者の場合も親は非抜歯，本人は抜歯希望であった．抜歯非抜歯どちらも可能な症例であると思われたが，本症例では保護者の意見を重視した結果となった．小臼歯抜歯を行うと大臼歯の近心傾斜の改善に時間を要したかもしれない．

下顎骨の成長，プロファイル変化について説明しつつ，抜歯非抜歯の決定には術前のコンサルで十分に行うことが大切である．本症例のようにアライナー単独で上顎前歯前突を非抜歯，大臼歯の遠心移動で治療した症例は大臼歯を遠心移動したはずであるが，セファロの重ね合わせでは大臼歯が遠心にあまり移動していないことがある（図7〜10）．

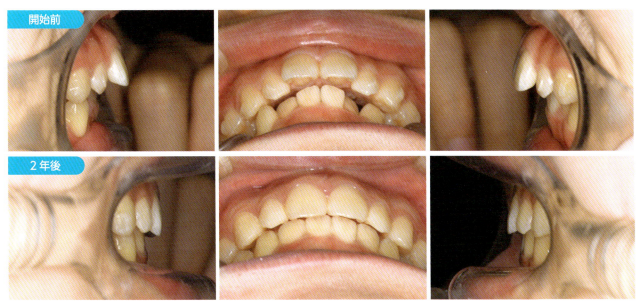

図9 術前および術後の側方およびあおり写真の比較

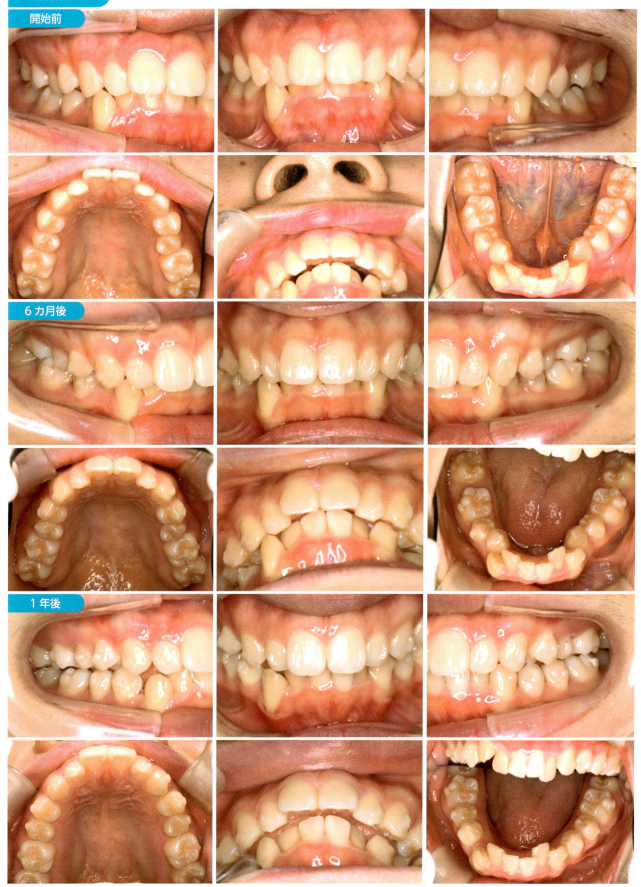

図10 一歯ずつ遠心に移動したのを確認し，次の歯に移るという作業を繰り返した

Case3 狭窄歯列弓　抜歯非抜歯境界症例（小臼歯抜歯してもよかった症例）

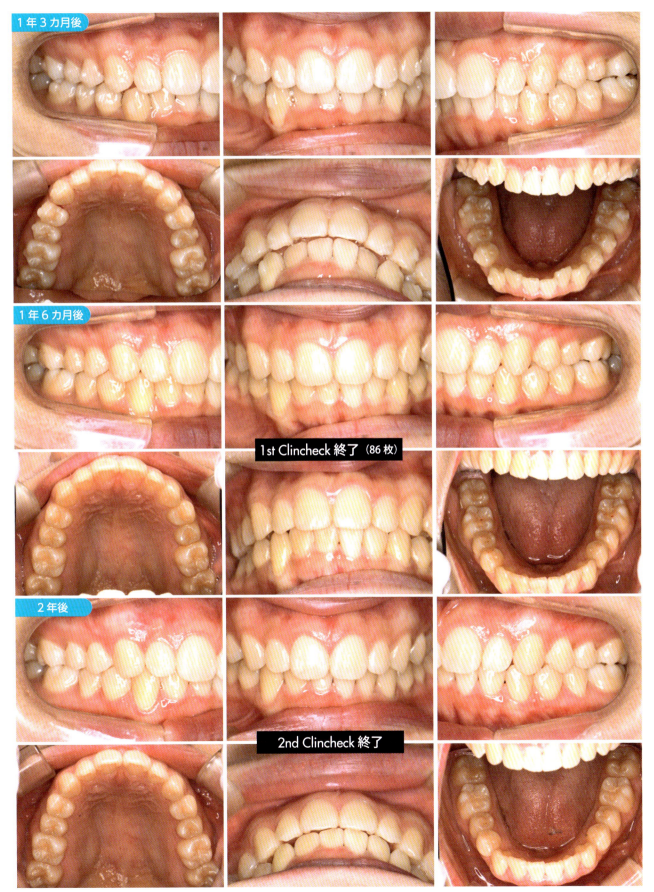

図11　下顎前歯の歯肉退縮のリスクを極力避けるために大臼歯の遠心移動から開始しているが，治療期間を要するステージングとなっている

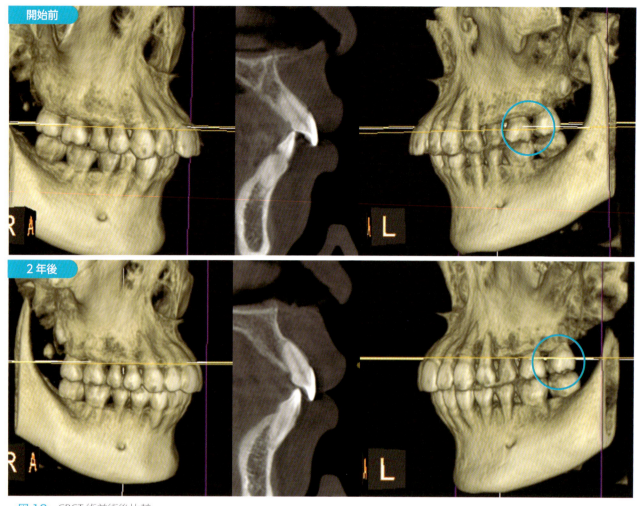

図12　CBCT 術前術後比較
上顎左側大臼歯の遠心移動が計画通りには移動できず前歯のリトラクションがやや不足している

反省点

　1回目の治療計画終了（1stクリンチェック）に1年6カ月（86枚）要した．
　そして上顎左側臼歯の遠心移動が不十分であったことにより上顎正中が1mm右側に偏位した結果となった．
　上顎6前歯のリトラクションを同時に行ったための臼歯部アンカーロスも前歯リトラクション不足の原因の1つと考えている．
　2ndクリンチェックでは患者が遠方に転居したこともあり，適正使用できず改善できていない．大臼歯の一歯単位の遠心移動は治療期間が長くなる．
　1stクリンチェックで1年以上経過した患者が2ndでの修正が難しくなることよくあるため，治療計画は短いにこしたことはない．1stで大まかな主訴が改善していることもモチベーションがあがらなかった要因の1つだが，この症例においては治療期間が長いことの方が大きいかと考える．
　もしも上顎小臼歯抜歯としていた場合は下顎の相対的な大きさで不満が残り，上下顎小臼歯抜歯は下顎の空隙閉鎖に苦労し舌貌が狭くなったことへの後悔が大きくなった可能性がある（図12〜14）．

Case3 狭窄歯列弓　抜歯非抜歯境界症例（小臼歯抜歯してもよかった症例）

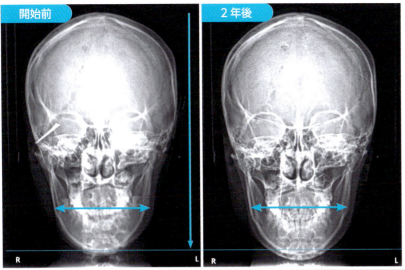

図13　成長により上下顎骨がひとまわり大きくなったかもしれない
　　　（本症例図8参照）

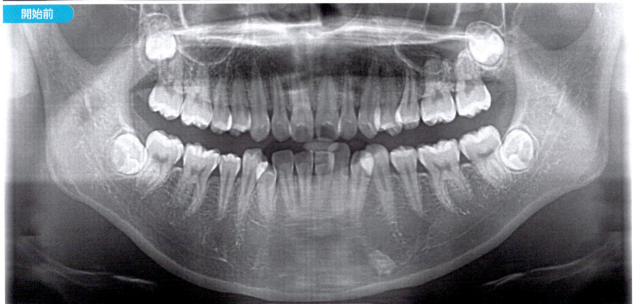

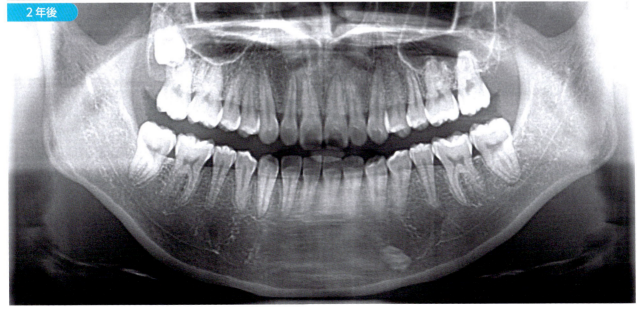

図14　パノラマX線像．臼歯群が遠心にアップライトされている．

【狭窄歯列弓】

　臼歯が舌側傾斜し，口腔容積が狭くなった症例は，舌位や気道の問題があることは，咬合を扱うGPは数十年前から課題であった．現在は矯正医とも共通の課題として取り組めるようになってきた．もちろん歯牙が整直していた方が咬合・ペリオ・補綴からも改善しておきたいし，できれば非抜歯で改善したい．しかし，本症例のようなロングフェイス傾向の症例では顔が大きく見えないように抜歯を好む傾向にある．口腔容積が術前より減ることなく小臼歯抜歯矯正が可能であれば，患者愁訴によってはそれも選択しなければならないと考える．

　本症例も抜歯非抜歯の境界症例かもしれない．

　また，インビザラインのクリンチェックで側方拡大をすると，デフォルトではかなり高確率で歯根が歯槽骨からはみ出した治療計画が作られてくることが多かった．CBCTをクリンチェックに重ね合わせた「Root」機能が使えるようになった現在ではそれはほぼなくなったので，画期的な進化であるが，あくまでも仮想の3D構築画像であるため，もとのCBCT画像でチェックし，ドクターの手でルートリンガルトルクを入れて修正を行わなければならないことが多い．また，「Plane（平面）」機能を用いて前歯のハウジングのチェックもできるようになった．

　デジタル矯正の進化は著しく，どのメーカーがどのツールを使えるのかもメーカー選択の基準となるであろう．

　現状ではiTeroしか受け付けない日本の縛りがあるものの，iTeroの優秀さも加味されてインビザラインがやはり優勢だ．他メーカーの方が優秀なオプションもある．

　今後も各社進化していくため，楽しみである．

アライナーメーカー選択の指標

・価格
・アライナーの材質
・歯牙移動ソフトの優劣
・日本語サポート　経験者から教えてもらえること
・アタッチメントのオプション
・ボタン類のオプション
・IOSがオープンであるかどうか
・ブランド
・AIアシストでの精度向上

● アライナーの検品

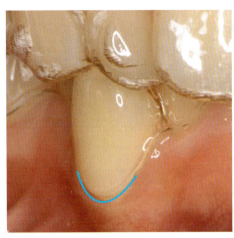
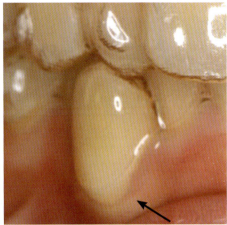

　Case3 では下顎右側犬歯部唇側にアライナーマージンが長すぎるものが1枚のみ納品されていたため下顎右側犬歯の唇側が歯肉退縮した．

　検品で不良の検出できるものもあれば，患者に気づいてもらうこともある．

　全てを適合チェックできるわけではないので不良品がありえることも患者説明はしておく必要がある．

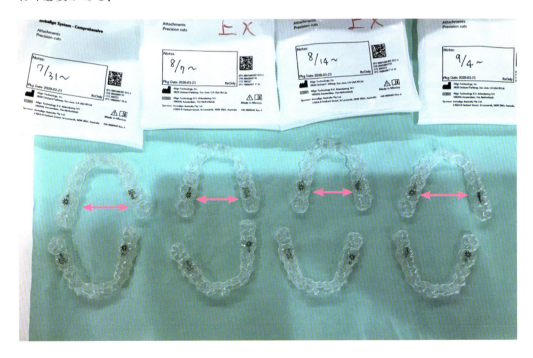

　別症例であるが，連続した4枚のアライナーがすべて形態が異なっている．

　2020年頃はアライン社製のアライナーは製品不良がときどき認められたが，最近は少なくなった．

　当時，感染症流行などの影響もあったかと思われる．

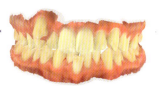

Case4　片側八重歯　抜歯非抜歯境界症例（小臼歯抜歯しなくてよかった症例）

#上顎犬歯低位唇側偏位　　#八重歯　　#上顎正中偏位　　#下顎狭窄歯列弓　　#叢生

主訴　前歯の歯並びが気になる（前突は気にならない）．非抜歯（智歯以外）希望
16歳　男性

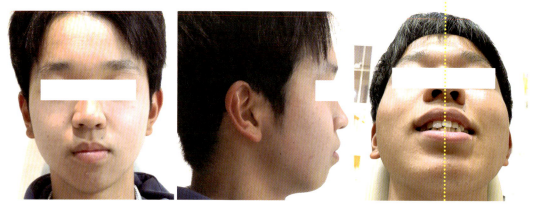

図1　顔貌左右非対称（左），上下口唇の突出感は気にならない（中央），上顎正中偏位（右）

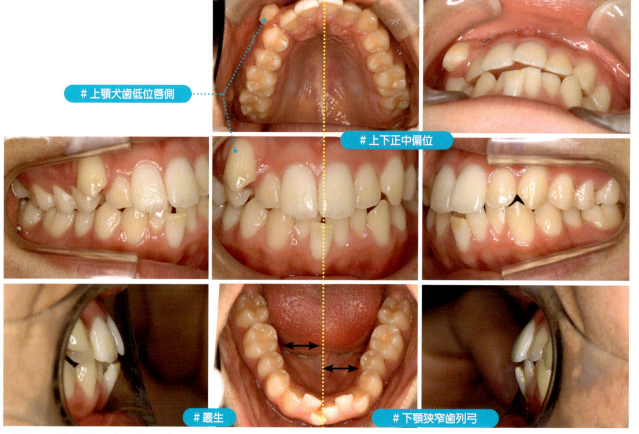

図2　口腔内写真．「八重歯」がある患側に正中が偏位することが多い

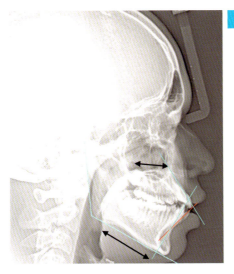
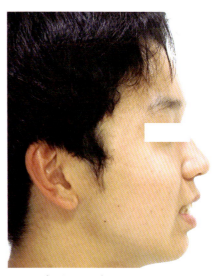

プロファイル診断

Convex or Straight Profile
Normal-High Angle
Normal-Dolicho Facial
Normal-Long Face tend.
Skeltal class 3
Normal bite

図3　側方面観の顔写真とセファロX線写真．前歯の唇側傾斜が顔貌に現れにくいタイプである．プロファイルもConvexともStraightともとれる．そのイメージが大切である

本症例の見方

- 上下前歯歯軸が唇側傾斜傾向（＊愁訴ではない）
- 上顎基底骨の前後径が短い
- 上顎右側八重歯と上下前歯部の叢生の改善が愁訴
- 下顎骨の前後径はやや大きく，比べて上顎基底骨前後径が小さい
- 小臼歯非抜歯を希望，小児期に上顎 2x4 で治療経験あり，アライナー希望
- 第二大臼歯遠心傾斜しているが，智歯抜歯で移動可能な空隙はある
- 前方には拡大しすぎないように細心の注意が必要

上顎前歯が前突傾向で下顎が大き目なタイプは
Convex か Straight か鑑別しにくい

智歯抜歯のみ許容され，
その他の歯の抜歯は希望しない

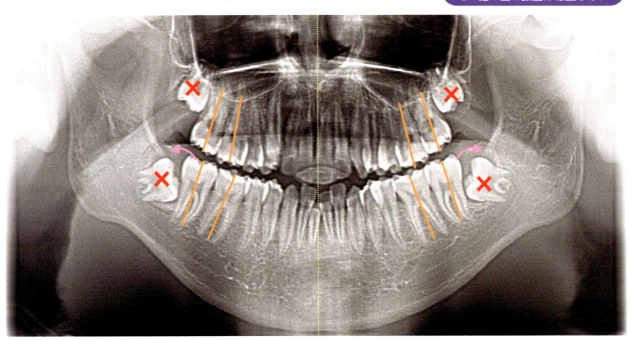

図4　パノラマ所見．下顎角が大きいため，下顎下縁平面が急峻，第二大臼歯は遠心傾斜傾向

歯牙移動計画

身長178cm，下顎骨の前後径はやや大きいが上顎基底骨が小さく，現状のアーチサイズのまま片側八重歯を改善しなければならない症例．ハイアングルDolichoタイプ（図1～3）．

セファロ側貌では小臼歯抜歯の方がやりやすそうに見えるが非抜歯希望．下顎前歯は1本だけフレアアウトしているため，それ以外の下顎前歯の歯軸を参考にする（図4）．

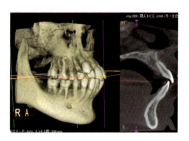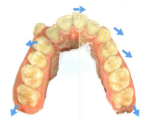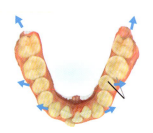

図5　移動計画．上顎は前歯が唇側傾斜しないように大臼歯から移動，遠心側方に拡大するイメージ

片側の八重歯でアーチの拡大ができないケースはは治療期間が長くなりやすい．しかも上顎第二大臼歯は遠心傾斜しているため大臼歯の遠心移動は簡単ではない．上顎第二大臼歯の抜歯も提案したが受け入れられなかった．

小児期に2×4を行ったことで両親は智歯以外の抜歯はありえない，患者本人もネガティブな経験となりアライナーでの矯正を強く希望された．こどもの矯正を行う場合に将来小臼歯抜歯をしなければ整列が難しいケースもあることに言及しておくべきだったが，当時はその知見がなく，将来の見通しもないまま前歯だけの矯正を行なってしまった．幸い，本人は今回はブラケットでなければ治療期間は長くても良いとのこと．

通常であれば小臼歯抜歯を考えたいところである．上下顎前歯歯軸が唇側傾斜傾向だが，そこは気にならないとのこと．前歯部の歯軸改善を好まない患者に前歯部のリトラクションを行うのは避けたい（図5）．

【上顎の移動】
①第二大臼歯を定位置に早期に持っていくこと
②第一大臼歯を定位置の持っていく
③小臼歯は一括で移動し，反作用で正中改善したい
④犬歯は今回は側方に広がる力を利用して前歯を舌側に移動した

【下顎の移動】
①～③の考え方は同じ，できる限り上下をそろえるよう調整する
④前歯は現在の中切歯の位置よりも唇側に移動しないように整列，圧下する

Case5の治療のポイント

上下顎前歯歯軸が唇側傾斜傾向だが，顔貌所見では目立たなくそこは気にならないとのこと．臼歯の遠心移動の際に前歯部がアンカーロスを起こしてフレアアウトしないように，上下顎とも大臼歯を一歯ずつ慎重に遠心移動する必要がある．

小臼歯はアップライトしつつ遠心移動してスペースメイク，下顎犬歯はアーチに沿って遠心移動する．力系に問題なければワイヤー矯正同様，八重歯にはアライナーを覆わないこともある．

Case4 片側八重歯 抜歯非抜歯境界症例（小臼歯抜歯しなくてよかった症例）

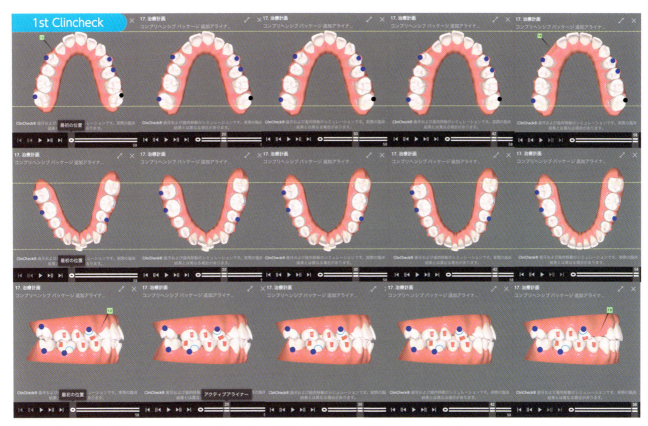

図6 「八重歯」症例では，1stクリンチェックで犬歯にアライナーを覆わないこともある

動画10

上顎中切歯の唇舌的な位置は右上に合わせたかったが大臼歯の遠心移動に限界があり，前方限界と定めたの左上中切歯の位置まで拡大することとした（図6）．

下顎前歯の唇舌的な位置は左下中切歯の位置を基準とした．

1stクリンチェック（58枚）では八重歯の犬歯はアライナーで覆わず，2ndクリンチェック（上17枚，下10枚）から犬歯を覆う．空隙が開くと犬歯はある程度自然に挺出させてからアライナーで被覆した方が楽なこともよくある．2nd Clincheck開始時には犬歯がかなり降りてきている（図7）．

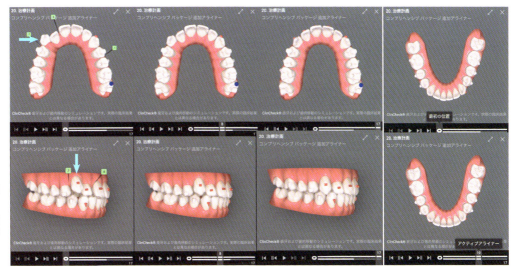

図7 上顎右側犬歯が降りてきている．下顎のアーチは1stクリンチェックでほぼきれいになっている

治療経過

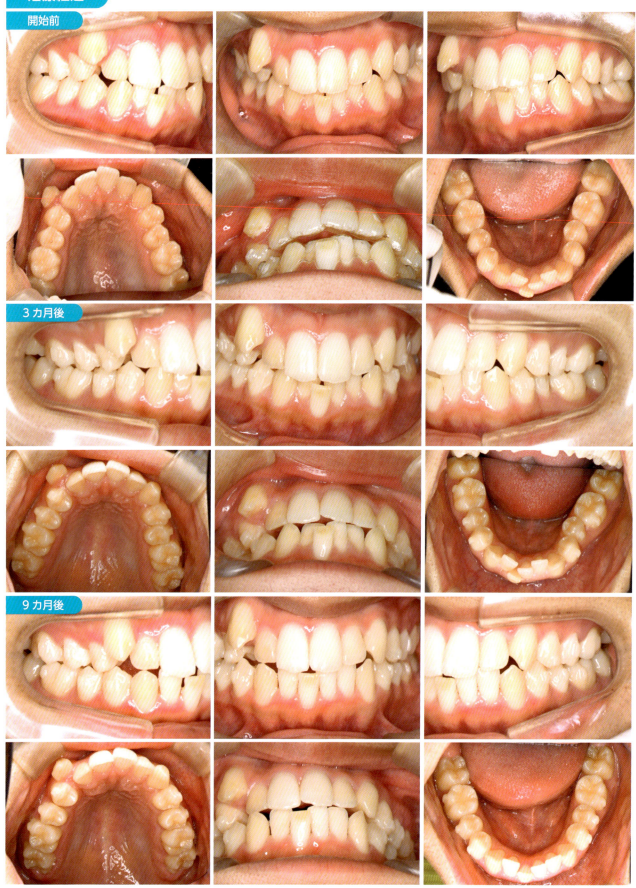

図8 臼歯群に移動がメインの初期には前歯部にアタッチメントをつけないこともある

Case4 片側八重歯 抜歯非抜歯境界症例（小臼歯抜歯しなくてよかった症例）

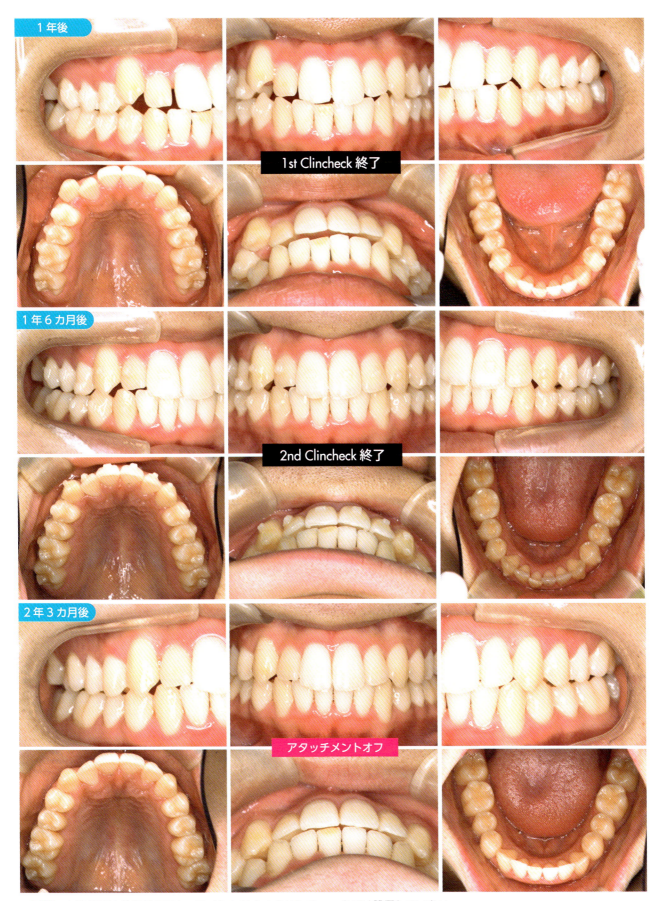

図9 本症例では前歯部のアタッチメントは1stクリンチェックでは設置していない．
2ndクリンチェックからのディテイリング時に前歯部のアタッチメントを設置した

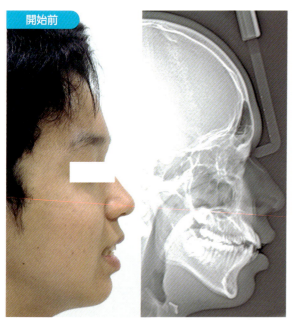
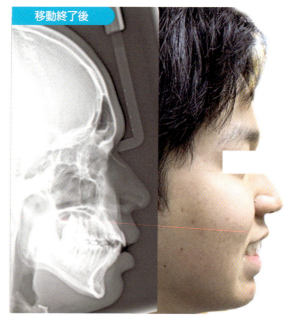

図10　セファロで見るほど実際に前歯が出ている印象は受けない

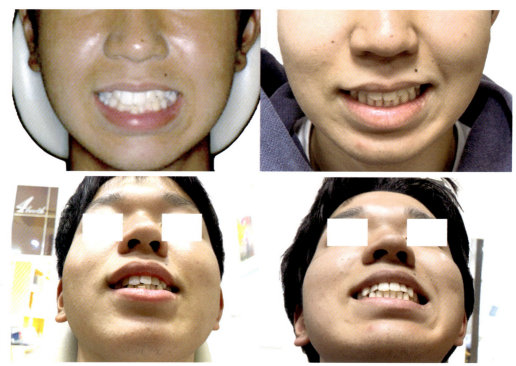

図11　鼻尖が顔面正中よりやや左側に位置しているため，正中は下顎前歯の正中に合わせている

　1stクリンチェックでは大臼歯から一歯ずつ遠心に確実に移動し，正中改善と上顎右側犬歯の空隙確保を行っていく．2ndクリンチェックで犬歯の空隙を確認し，その他の歯のディテイリングにも入る（図8, 9）．顔貌写真とチェアサイドでの所見を何度も見比べながら正中を確認し，現状のインターインサイザルアングルを基本に整列する．小臼歯非抜歯でかつ上顎基底骨が，下顎骨が大きめという要素が加わると上顎歯はフレアアウトしたような状態となる（図13）．

Case4 片側八重歯　抜歯非抜歯境界症例（小臼歯抜歯しなくてよかった症例）

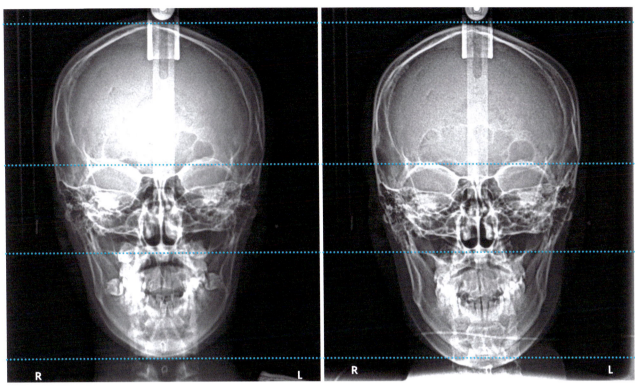

図12　ひとまわり成長で下顎骨が大きくなったかもしれない

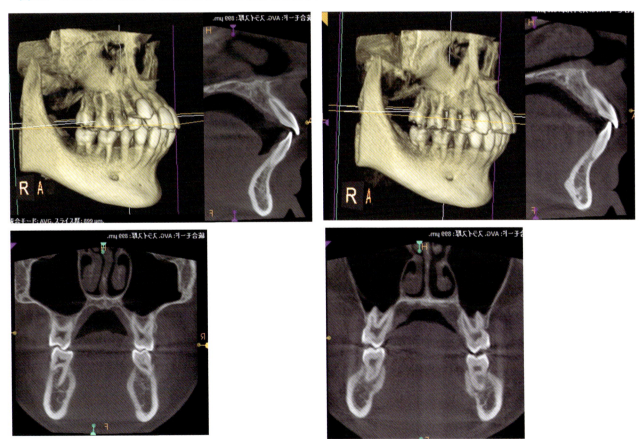

図13　前方にも側方にもぎりぎりまで拡大した境界症例（非抜歯限界症例）か
　　　上顎は MSE（急速拡大）ができれば理想であったかもしれない

Case4 の治療のポイント

＊抜歯にしても非抜歯にしても難症例と感じた
① 片側八重歯で正中が同側に移動した症例は小臼歯非抜歯では治療期間が長くなる
② 前方に拡大できず，後方も制限あり．上顎基底骨が小さいと上顎歯はフレアアウトしやすい
③ 顔貌が左右非対称で正中を決めにくかった．鼻先と正中の不一致
④ 小児の矯正でブラケット＋ワイヤーにネガティブイメージがつき，抜歯矯正を選択できなかった

＊見出せた活路
① 本人の協力度・理解度が親よりも高かったことが何より大きい
② 小児期から家族で来院されてあるため，信頼関係があった
③ 非上顎前歯前の唇側傾斜が本人家族とも気にならなかったことが大きい（図 13）
④ 希望されない小臼歯抜歯の方が大臼歯近心傾斜で治療途中の満足度が下がると予測していた
⑤ 前歯のリトラクションが顔貌に馴染まない印象が術者・患者ともにあった
⑥ 父親も同様に上下前歯唇側傾斜している顔貌骨格で違和感が全くなかった

動的治療終了後

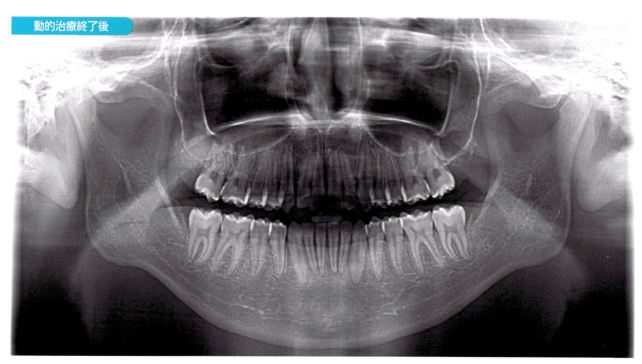

図 14　上顎の基底骨の狭いテーブルの上に歯列弓があるため，上顎歯は外側に傾斜せざるをえない．上顎は小臼歯を抜歯して智歯を萌出させるのもよかったかもしれないが，中間歯の抜歯は確実に治療完了できる根拠と患者との合意が必要と考える

【参考症例】片側八重歯（非抜歯）は時間がかかる！

動的治療期間は2年半くらい，初診日から完了まで約3年も要した．

参考症例1（約3年）

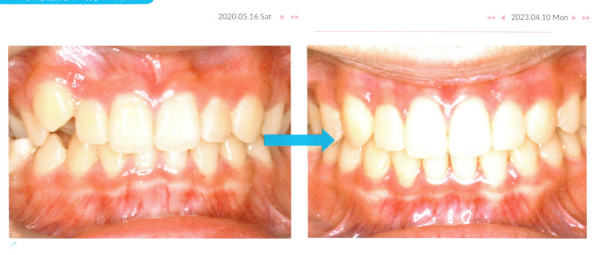

参考症例2（2年9カ月）

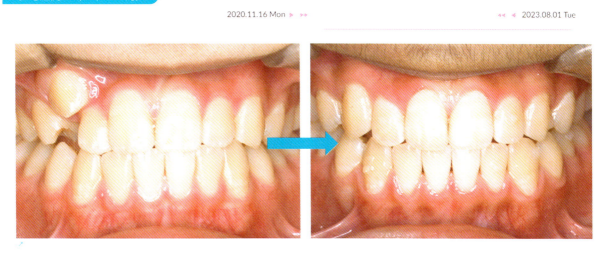

稚拙な手技から来るものと思われるが，初学者にとってはご参考いただけるのではないだろうか．

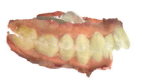

Case5 上顎前歯前突① 3インサイザル　上顎第一大臼歯の失活歯

#上顎前歯前突　#下顎3インサイザル　#過蓋咬合　#咬合平面湾曲
#小臼歯非抜歯　#智歯抜歯　#第二大臼歯抜歯　#第一大臼歯抜歯

主訴 16歳，女性．高校入学直後．在学中の治療終了希望．補綴はできれば希望しない．下顎智歯の抜歯は希望されないとのこと

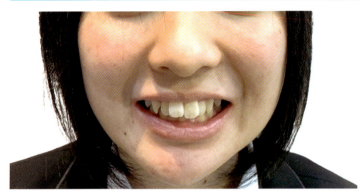
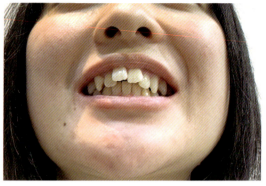

図1　スマイル正面観およびあおり写真．上顎中切歯のみ歯列弓から外れている

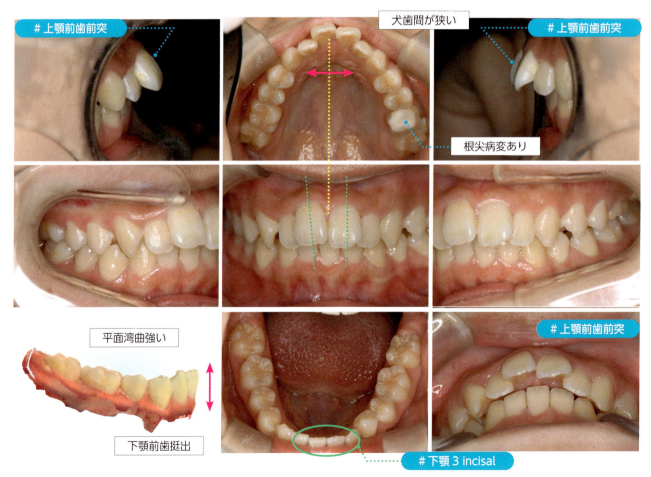

図2　上顎前歯前突では前歯を真横から撮影した写真で前歯の突出度が患者に伝わる

本症例の見方

- 上顎前歯前突（オーバージェット） ← 側方に拡大したいが犬歯ガイドしにくい
- 上顎犬歯間幅径が狭い
- 3┬3 インサイザル（下顎前歯先天欠損）挺出している
- UL6 に根尖病変（初診時は急性症状あり） ← 治療すると費用コスト↑
- 上下顎埋伏智歯，上顎は過剰埋伏歯あり
- 上顎の歯列弓がV字型 ← 上顎側方拡大は歯肉退縮に注意
- 下顎のアーチは水平的には乱れていない
- カリエスリスク高い傾向 ← 安易な抜歯は要注意

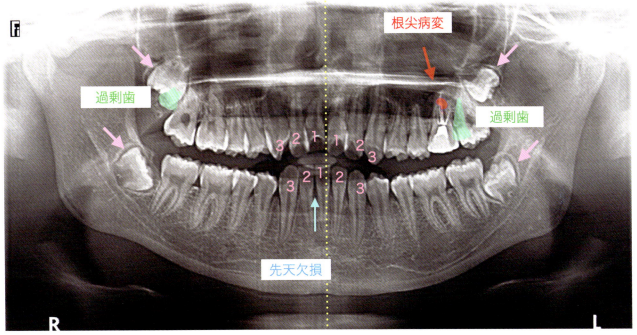

図3　パノラマ所見．上顎左側埋伏智歯は高位で歯冠を遠心に向けて埋伏している

　GPであれば，エンドを治癒に導き，上下顎とも側方拡大して欠損した下顎前歯にインプラントなどの欠損補綴できれば術者側は満足だ．だが一方で１０代に補綴する長期予後の問題と補綴で治療費が上がる問題がある．初診時に UL6 に強めの急性症状があったことも，治療方針決定に大きく影響した．

　また，抜歯矯正はカリエスリスクが高い患者には特に一考すべきであり，ここに GP が関与する価値が高い．本人・家族の希望と年齢も考慮すると治療計画の選択肢多いが，こういう歯を並べるだけではないケースほど，う蝕コントロールや歯内療法，補綴も行える GP できめこまやかな治療計画を立てて治療させていただきたい矯正ケースであると考える（図１～３）．

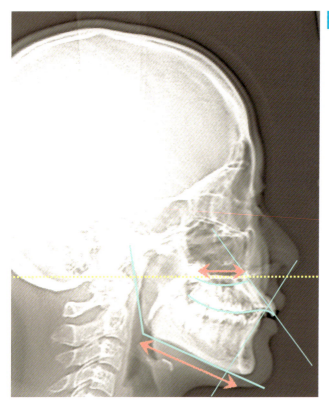

図4　上顎基底骨の面積が狭い．従って上顎前歯は唇側傾斜，第二大臼歯は遠心傾斜している

プロファイル診断

Straight Profile
Normal Angle
Mesio-Brachey Facial
Normal Face
Skeltal class 1- 3
Deep bite

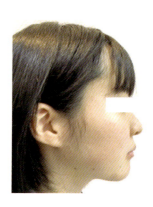

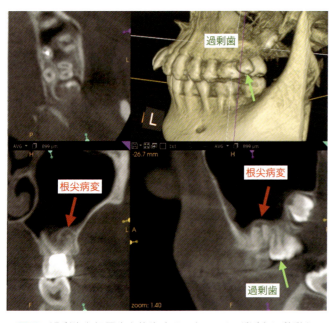

図5　過剰歯と処置歯を抜歯することで UR7 が近心に移動しやすくなることを期待する

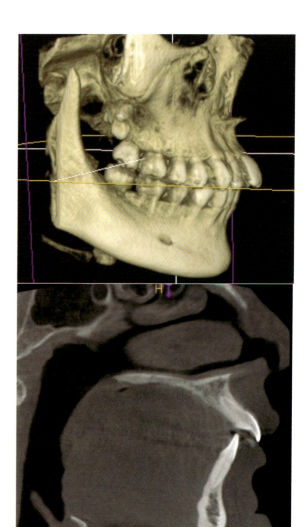

図6　下顎前歯の前後的な可動域はほとんどない．圧下も歯軸方向に行いたい

Case5 上顎前歯前突① 3インサイザル 上顎第一大臼歯の失活歯

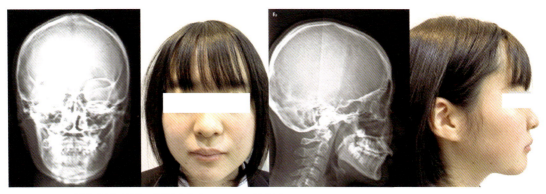

図7 正面観と側方面観の顔写真とセファロX線写真

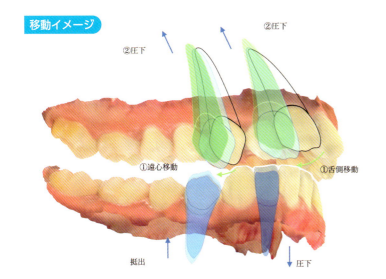

図8 唇側にフレアアウトした上顎前歯歯軸を舌側に起こすと相対的に挺出してしまうため，咬合平面と移行的になるように圧下しつつ舌側傾斜させる．また，下顎前歯を圧下して咬合平面を平坦下することで咬合高径はほぼ変化なく仕上げることができる

上顎の治療方針は
1）小臼歯抜歯？
2）智歯抜歯？
3）第二大臼歯抜歯？

　本症例は，上顎小臼歯抜歯が一般的だがUL7が失活歯，下顎3インサイザルという状況である．現在のインビザラインでは「root 機能」でCBCTと重ね合わせる機能があるが，当時はまだその機能はなかった．ただし，その機能を使わなくてもCBCTイメージと自分のイメージを図のように重ねわせる想像力は大切である．

　下顎前歯が4本あって処置歯もなければシンプルな症例に見える．一つ一つ問題点を整理・明確化して治療計画(移動計画)を仕上げる（図4〜8）．

　前歯部の位置は上記のようにイメージし，そのための移動空隙を獲得する方法が大臼歯の遠心移動か，その他の歯牙を抜歯してのスペースメイクかを考えていく．

　デジタルツールでシミュレーションする方がイメージしやすい（図9）．今回は予算の都合もあり患者希望からUL6を抜歯しての矯正治療の選択となった．

93

歯牙移動計画

前歯が接触してから
下顎前歯を圧下する

動画 11

図9　下顎前歯の前後的な位置に合わせて上顎前歯を整列する

治療のポイント

　上顎左側は UL6 と同部の過剰歯を，右側は UR7 と同部遠心の過剰歯を抜歯．下顎は一括移動で整列，主に上顎歯を遠心移動するためのアンカーとなる．治療期間は長めにお伝えする（図10）．

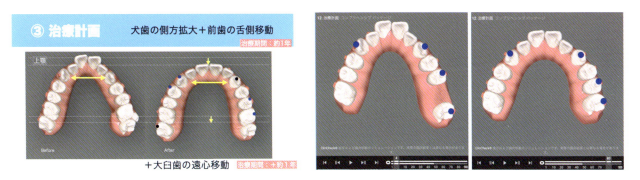

図10　左は患者説明用プレゼンテーション（Keynote）にて行い，クリンチェックも複数パターン用意する

　治療説明をするコンサル時には非抜歯の場合のシミュレーションも説明する．本治療計画では UR6 抜歯という不確定要素となり，2 年＋αの治療期間と説明した．UR7 近心傾斜や上顎智歯の萌出の予知性が低いことも了承され，治療計画を決定した．
　インビザラインの良いところは，治療計画を複数立案し，治療期間も含めて提示できることだ．患者プレゼンテーションしやすいソフト設計である（図11）．

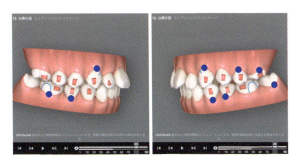

図11　1st クリンチェック終了後の両側臼歯部の側方面観．この症例では前歯部を優先すると両側の臼歯部の咬合関係を適正につくることが難しい

　3インサイザルの場合はなんらかの補綴治療や修復治療でで4インサイザルとするなどしなければ犬歯ガイドの獲得は難しい．本症例では右側でできるだけ犬歯ガイドを求め，左側では理想的な咬合関係の付与が難しいであろうことを想定した．
　V字アーチをU字にしたいところだが，今回は犬歯をアーチに沿って遠心移動することで犬歯間幅径を広げる．
　単純な犬歯の側方拡大を行うと本症例では犬歯ガイドどころか咬合接触しなくなる．
　上顎前歯前突は，唇側に傾斜した前歯を舌側に傾斜移動できる空隙を確保してから舌側に移動（リトラクション）する．そのため治療計画が長くなる場合はとくに，主訴の前歯部の審美改善が治療計画の最後になることを患者に念を押しておく必要がある．小臼歯抜歯を行うと早期に前歯部の審美性を改善できることが多いが，GP に矯正依頼をされる患者さんは小臼歯非抜歯を求めて来院されることも多い．

治療経過

開始前

1ヵ月後

6ヵ月後

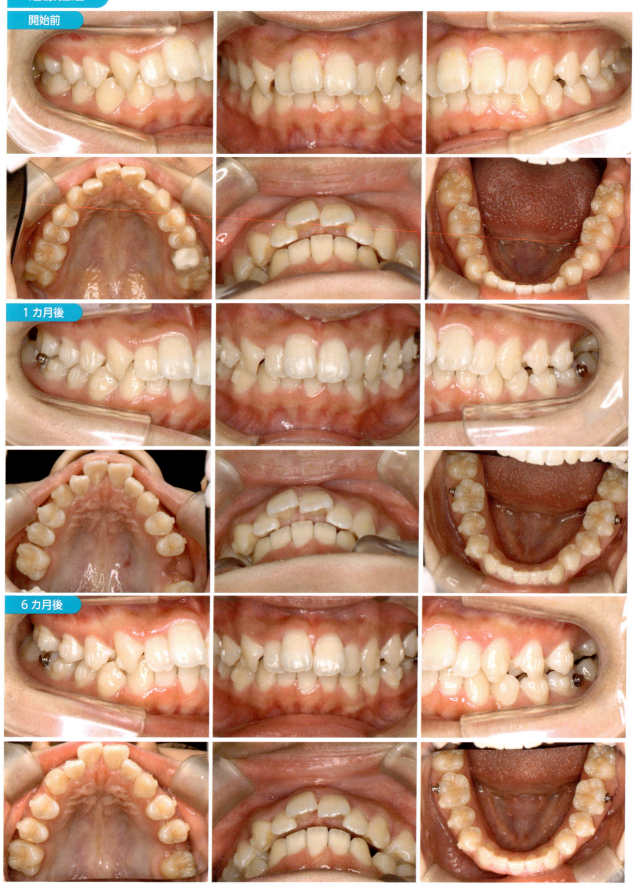

Case5 上顎前歯前突① 3インサイザル 上顎第一大臼歯の失活歯

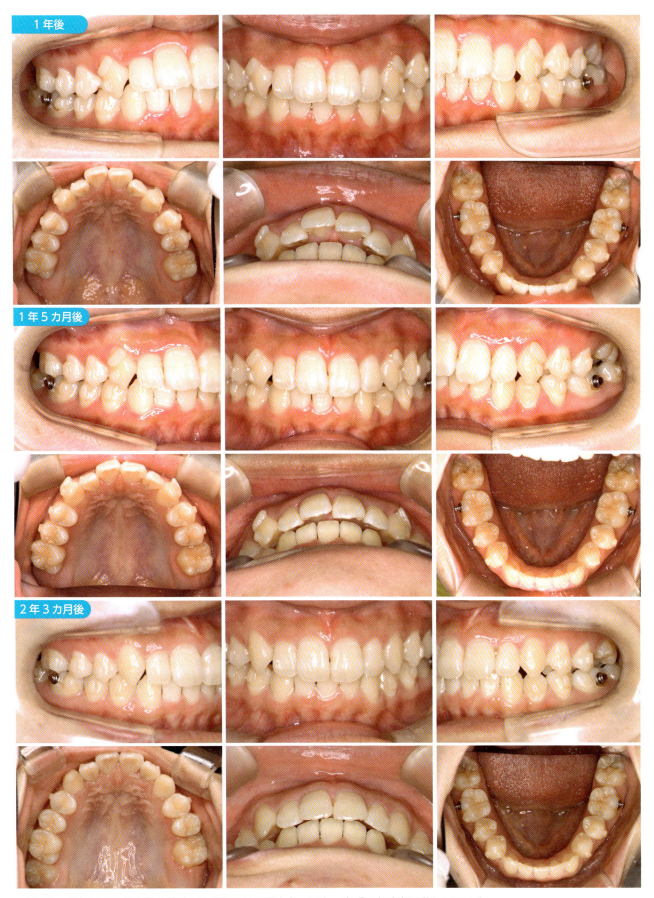

図12 移動計画での実際の移動．治療期間は長期となっても一歯ずつを確実に動かしていく

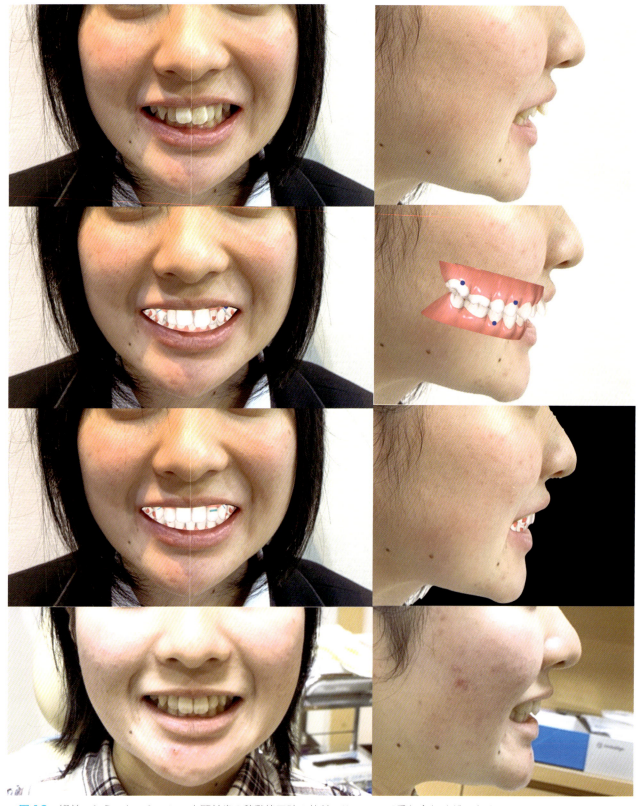

図 13 術前・シミュレーション・上顎前歯の移動終了時の比較．Keynote で重ね合わせができる

動画 12

Case5　上顎前歯前突① 3インサイザル　上顎第一大臼歯の失活歯

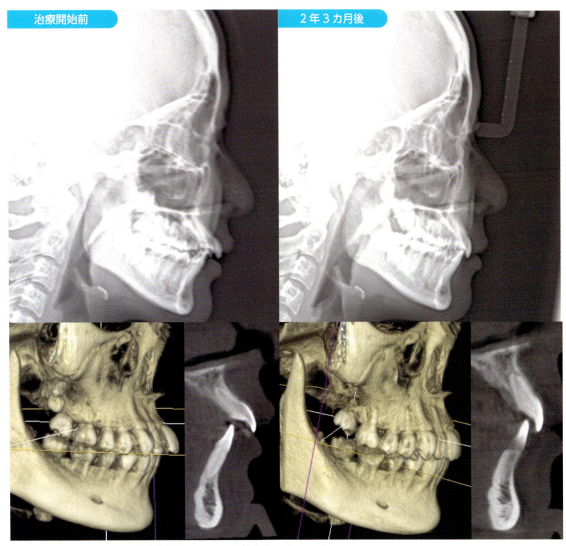

図14　切歯の咬合接触がまだ甘い．UR8が萌出してきている

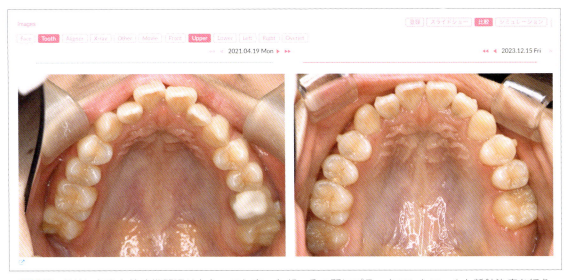

図15　長めに伝えた治療期間通りとなってしまったが，その間にプラークコントロールと齲蝕治療を行うことができた

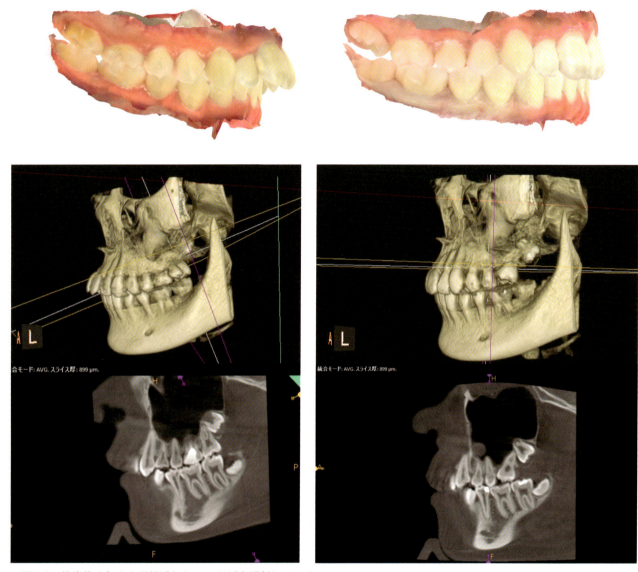

図16 抜歯後2年3カ月経過したUL7は近心傾斜している

　右側はほぼ想定通りの治療となったが，UL7については，想像以上に根尖が近心に移動していない（図12～14）．治療開始前に説明していたこと，前歯部で審美性が改善されたことで患者満足は得られている．これからUL7を遠心にアップライトしつつ根尖をなるべく近心に持ってくる．また，想定通りカリエスリスクが高く，矯正終了後のカリエスコントロールへと重心が移っていく（図15）．

　本症例では当院初診時にUL6根尖病変によって顔貌非対称となるほどの炎症があったたため，患者の強い希望でUL6抜歯しての矯正治療となった（消炎後に決定）が，第一大臼歯の抜歯は第二大臼歯のルートコントロールが難しい（図16）．

　図17のようにインビザラインでは追加アライナーの移動計画ができてくると，前回終了時と比べることで，どの程度計画通りの移動しているかをチェックすることができる．現在は4計画まで並べることができるので，治療評価にも使用できる．

Case5　上顎前歯前突① 3インサイザル　上顎第一大臼歯の失活歯

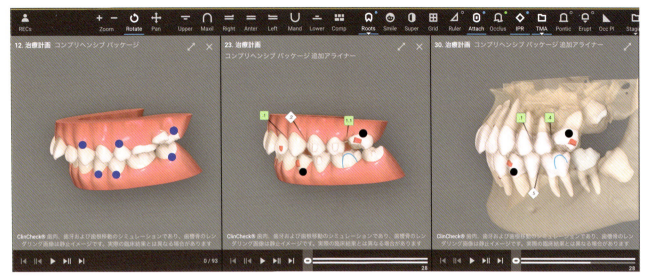

図17　インビザラインでは追加アライナーの移動計画かができてくると，前回終了時と比べることで，どの程度計画通りに移動しているかをチェックすることができる．現在は4計画まで並べることができるので，術者の評価だけでなく患者説明にも使用することができる

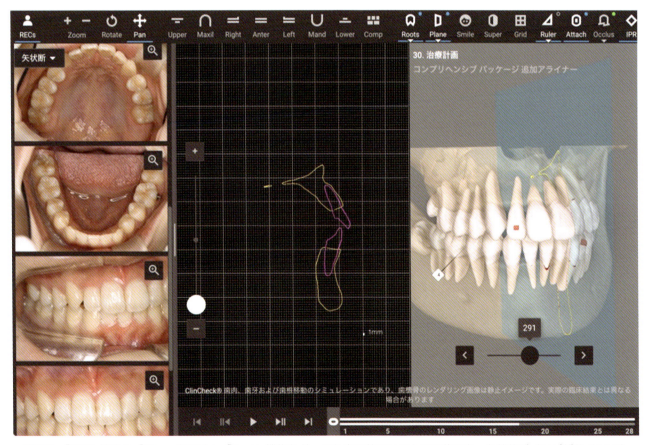

図18　「REC」機能や「Plane（平面）」，「Root」機能など，これまで他のソフトで可能であった機能がインビザラインでも随時取り入れられてきているので，今後の進化も期待される

動画13

101

上顎前歯前突は（前歯のリトラクション）前歯を後方に下げなければならない．そのため移動できる場（スペースとハウジング）とアンカー（＝固定源）が必要である．

Case1-1，1-2 のように前歯が舌側傾斜している症例と同じ手法で臼歯部を遠心に移動するアンカーを前歯部に求め過ぎると前突がさらに増すことになりかねない．2級ゴムを用いて架橋固定することにより上顎大臼歯から遠心移動を行うわけであるが，下顎の歯列が一括で前方に移動してしまうこともあるので，移動中は注意深い経過観察が必要である．特に下顎前歯の歯肉退縮は必ずチェックしておきたい．参考症例（図19）に示すように小臼歯抜歯症例は空隙に向かって前後を閉じていくことでベクトルの問題は解消されたかのように見えるが，ボーイングエフェクトや臼歯の近心傾斜に注意しなければならず抜歯矯正の難しさもある．

小臼歯が一本ずつ減った歯列へのさまざまな負荷が患者の加齢とともに影響が表面化してくることを GP は経験しているため，小臼歯以外の抜歯による治療例からまずは見ていただいた．できれば第一大臼歯抜歯は回避し下顎3インサイザルも改善したいが，本症例では予算の都合もあり，このような治療経過となった．ご参考になれば幸いである．

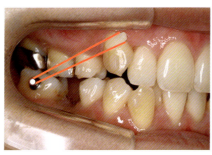
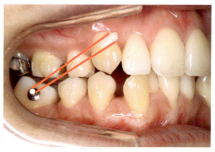

図19 参考症例
LR 6 が破折していたため抜歯して空隙閉鎖している症例．
やはり LR 7 は近心傾斜している．できれば第一大臼歯の抜歯は避けたい

Case5 の治療のポイント

1）下顎3インサイザルの場合にどう対応するかはドクター次第であると思われるが，筆者の場合は20代までは3本のままで対応することが多い．40代以降になると，補綴その他のオプションを推奨する．
2）第二大臼歯抜歯，第一大臼歯（失活歯）抜歯の問題点を呈示した．最終的にはどちらの方が患者利益となるかで決定する．
3）二次元重ね合わせは特に費用がかかることなく少しの手間で行うことができる．歯列だけをみていると完成した咬合平面がズレていることになりかねない．GP であれば前歯部補綴の試適時に経験していると思われる．ぜひ活用していただきたい．もちろんフェイススキャナーなどで3D重ね合わせも有用であると思われるが，著者も現在有用性を考察中である．

また，本症例は上記も含めてプランニングを考えるきっかけとなればと呈示した．

Mac Study Club

　「とことん IOS」などをご執筆の Mac 窪田先生こと窪田努先生のコースを受講したことで Keynote を用いて顔貌とクリンチェックを重ねあわせることができるようになった．インビザラインのものもかなり使いやすくなったが，制限も多いため，使えるようになると間違いなく矯正治療の精度は上がる．

　窪田先生のコースを受講していなければこの書籍を執筆させていただくこともなかったであろう．まだのかたはたいへんおすすめである．

Keynote Study Club

　Keynote に特化したセミナーも福岡の中島寛之先生が行っており，こちらも深いマニアなテクニックを教わることができる，ぜひともおさえておきたいセミナーである．歯科臨床の世界で必要な Keynote のバキバキのテクニックを教えていただける．

Chapter 4

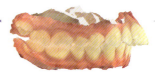

Case6 上顎前歯前突② 小臼歯抜歯推奨症例を非抜歯で行った症例

`#上顎前歯前突`　`#小臼歯非抜歯`　`#大臼歯遠心移動`　`#下顎3インサイザル`　`#大臼歯交叉咬合`
`#アンカーロス`

| 主訴 | 前歯の歯並びが気になる，智歯以外非抜歯希望
19歳，女性 |

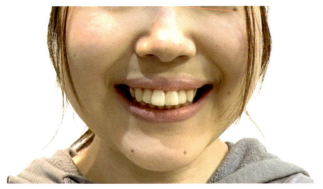
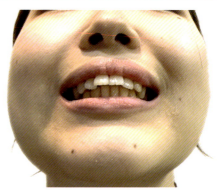

図1　アーチが縦に長く，口腔内写真だけでは，まず小臼歯抜歯を第一選択にコンサルしたい症例である．上顎前歯の歯冠幅径が大きい

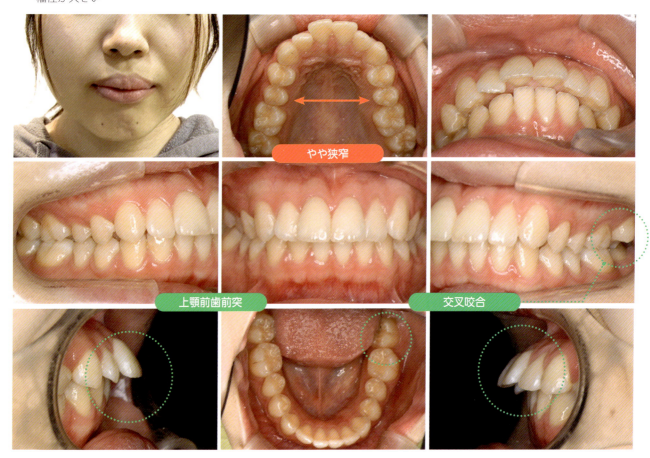

図2　上顎は前歯の唇側傾斜が強く，小臼歯間がやや狭い．下顎は左下大臼歯が交叉咬合．

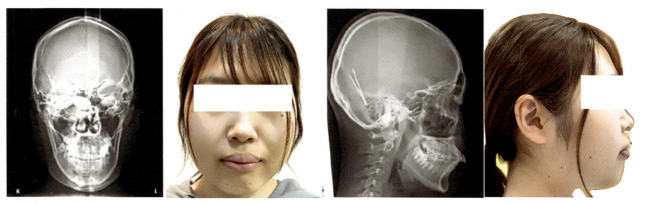

図3　上顎前歯のオーバージェットが顕著でセファロの側貌での診断がよりわかりやすい

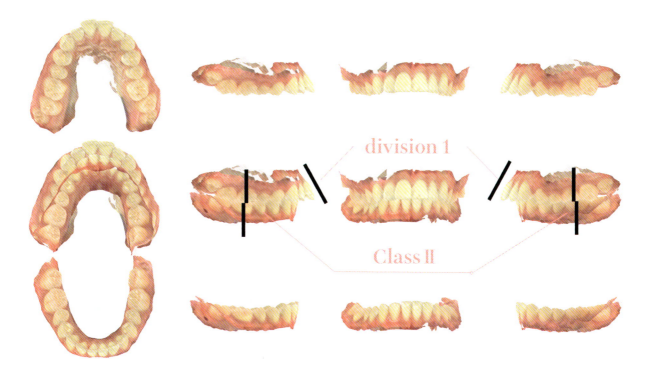

図4　アーチの前後径が長く，非抜歯で行うと第二大臼歯がさらに奥に行くために難しくなることが予想される

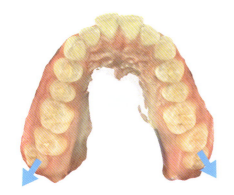

　印象採得もIOSでのスキャンも経験値が低い若手は，同時に練習開始すると1～2カ月で，スキャンの方が楽だという．筆者のGP臨床で全顎治療を行う場合はスタディ・モデルの採得は必須であった．それがなければできなかったが，今ではIOSのデータの方が見やすい．模型保管庫がアライナー保管庫に変わった．今後もこれまでのスタンダードが加速度を増して変化していくと思われる．

プロファイル診断

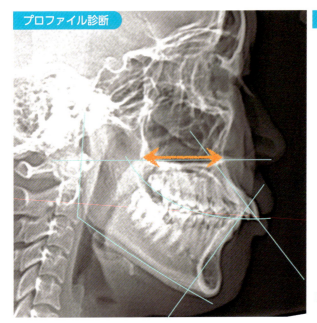

プロファイル診断

Convex Profile
Normal Angle
Mesio Facial
Normal Face.
Skeltal class 3 tend.
Deep bite

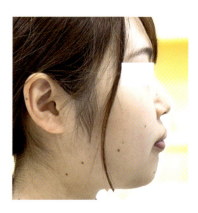

図5　セファロ上も智歯の位置に第二大臼歯を遠心移動は可能か

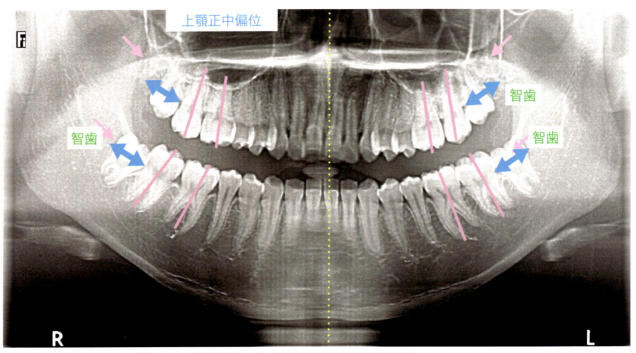

図6　パノラマ上では大臼歯はやや近心傾斜しており遠心傾斜移動が可能に見える

　本症例の患者希望では，親知らず以外の歯の抜歯は希望しないとのこと．非抜歯ではかなり治療期間を要することを重々説明するも，親知らず以外の抜歯は考えられないとのことだった．（図1〜4）．

　パノラマ上では上下とも智歯抜歯を行えば，移動するスペースは確保できるが，前突の程度から想像すると第二大臼歯はできれば3mm以上遠心移動したい．上下顎とも大臼歯が近心傾斜傾向にあり，傾斜を伴った遠心移動は可能と診断した（図5，6）．

Case6　上顎前歯前突② 小臼歯抜歯推奨症例を非抜歯で行った症例

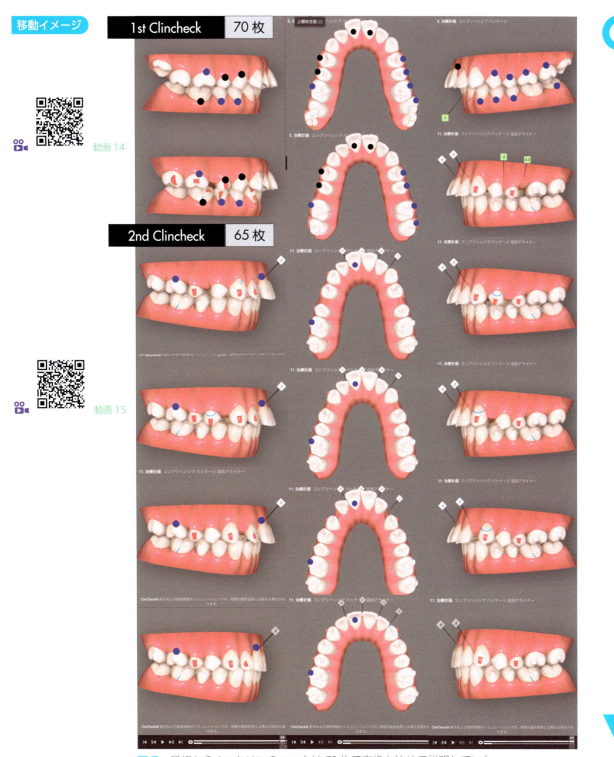

図7　最初から1stクリンチェックは70枚で交換と決めて説明していた

　今回は上顎大臼歯の遠心移動をより確実に行うため，大臼歯の移動完了後に追加アライナーを行い，小臼歯の移動を行う治療計画とした．この方が大臼歯の移動量が多い場合にはアンフィットが起きにくい．また，就活前に治療完了させたいとのことで，確実に成果を積み上げていく治療計画とした．

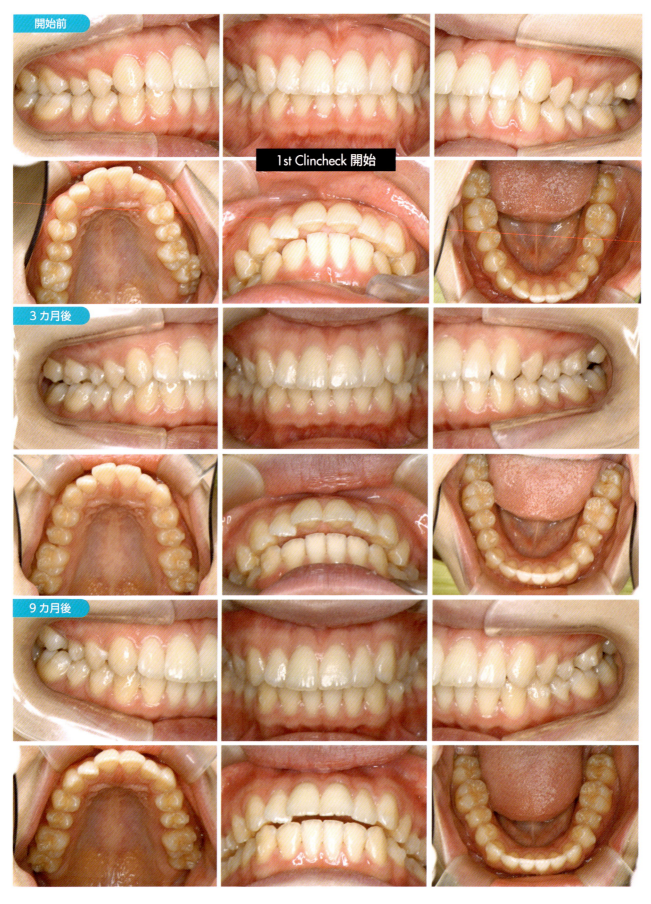

Case6 上顎前歯前突② 小臼歯抜歯推奨症例を非抜歯で行った症例

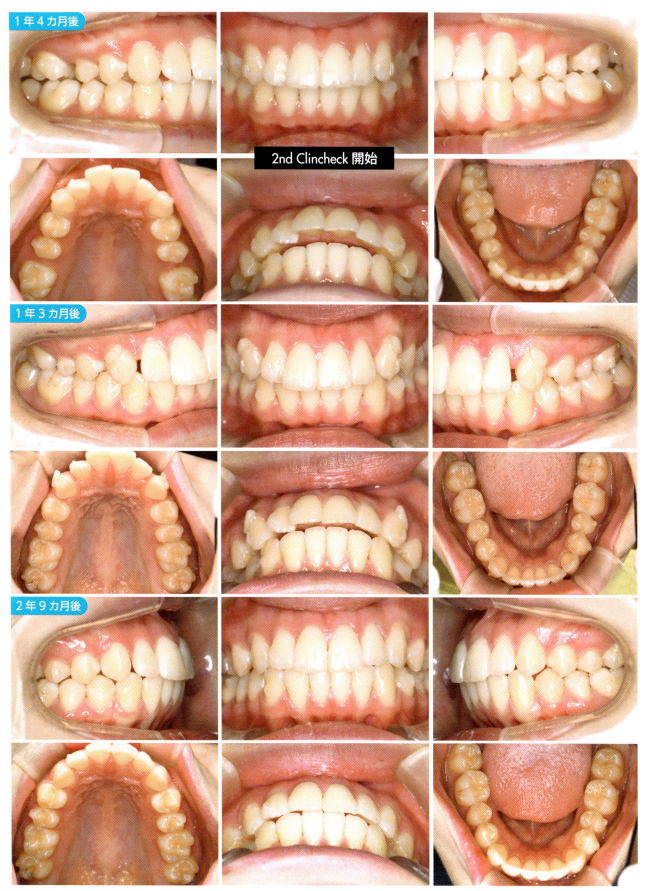

図8 左ページは大臼歯の移動のみ．右ページは小臼歯から前方歯の移動の経過

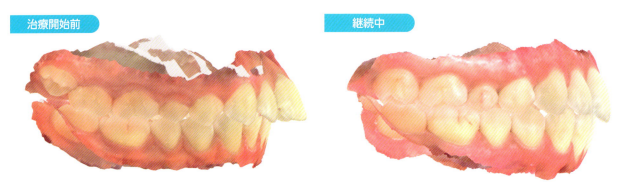

図9　大臼歯は1級関係が確率できたもののオーバージェットがやや残っている

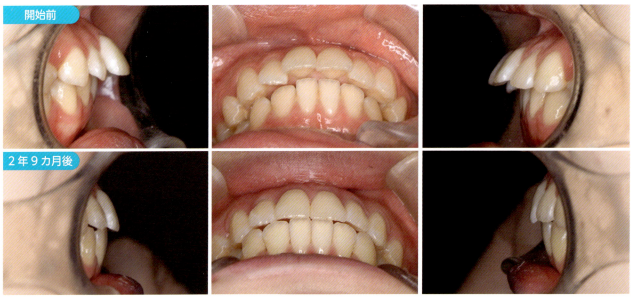

図10　2級ゴムを長期間使用したため，下顎前歯の歯肉退縮していないかのチェックは必須である．本症例でもLR2は特に注視していく

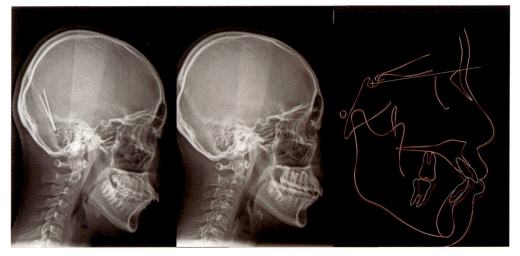

図11　セファロトレースの治療前後比較．上顎大臼歯の移動は順調に行えたかのように見えたが，下顎アーチ全体が前方にアンカーロスしているようにも見える

Case6 のまとめ

　開始からこの時点までに約3年を要した．治療期間は長くなっているが，患者満足は得られており，小臼歯抜歯にしたいとは思わなかったという．非常にまじめに装置を使用できる患者であったため，追加アライナーは1回のみである．いかに患者協力度に治療結果が左右されるかがわかる．

　今後も希望があればさらにIPRを用いて前歯の微調整を行う．

　当院では，動的治療時にIPRはできる限り行わずに最終調整のためにIPRを残しておくことが多い．

　また，アライナーは可撤式矯正装置であるため，100％の成果を得られない可能性も考え，長めの治療期間を説明するようにしている．

　本症例の移動様式は，ファーストチョイスとして推奨する移動様式ではない．非抜歯を選択したために結果として下顎前歯の歯肉退縮を来してしまうこともあるため，GPはとくに非抜歯ゆえのデメリットを治療開始前に説明しておくことが重要である（図11）．

　ただし，小臼歯抜歯で治療を行うためにはそもそも小臼歯を失うことに加え，ボーイングエフェクトと大臼歯のアンカーロスや近心傾斜という難題も出現するため，簡単ではなかったであろう．上顎前歯前突の治療はCase5に引き続き難しいことを初学者の先生方には知っていただきたい．

術前の顔貌写真

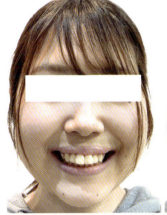
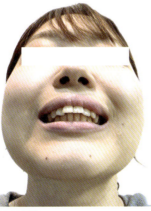
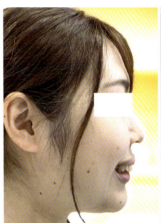
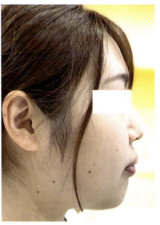

上顎前歯リトラクション後の顔貌写真

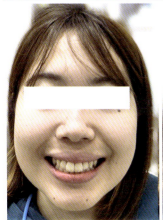
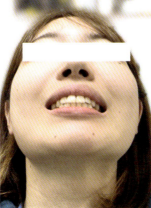
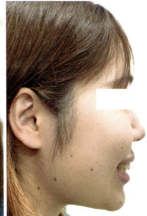
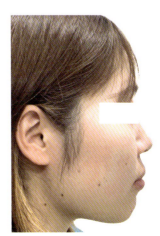

図12　TADなどを用いない非抜歯症例ではとくに前歯の突出感の改善をもう少し，と感じる結果となることが多い

Chapter 4

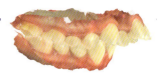

Case7 上顎前歯前突③ 小臼歯抜歯しさらに大臼歯の遠心移動も必要になった症例

#上顎前歯前突 #小臼歯抜歯 #狭窄歯列弓 #大臼歯遠心移動 #前歯歯冠幅径大
#下顎後退 #下顎小さい #咬合平面湾曲 #アンカーロス

主訴 前歯の歯並びが気になる，智歯以外非抜歯希望
13歳　女性

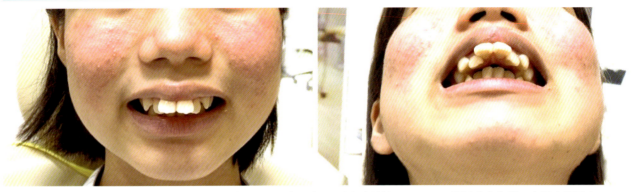

図1　唇側に傾斜している上顎側切歯よりもさらに上顎中切歯は唇側に傾斜している．下顎は小臼歯間の窮屈さが目立つ

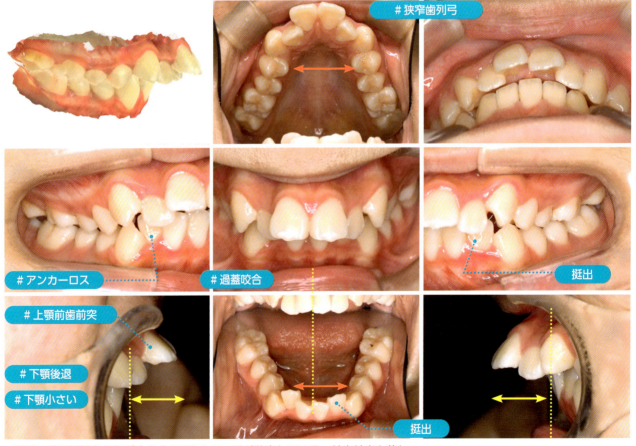

図2　歯冠近遠心幅径が大きく上下ともアーチが狭窄している．前歯前突も著しい

112

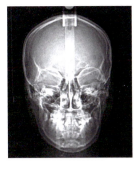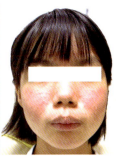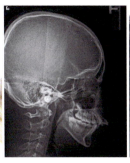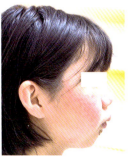

図3 正面および側方面観
上下顎とも基底骨の前後径が短い

　全て非抜歯でできるかと言われると私には難しい．本症例では，上顎の小臼歯抜歯がはほぼ必須でさらに大臼歯の遠心移動も求められる症例と思われる（図1〜3）．上顎のベースプレートは小さく年齢的にも上顎骨の発育はほとんど望めない．歯冠幅径も大きく，非抜歯で治療できるイメージは湧かない．できればMSEを行いたい．下顎はまだ発育が見込めるが，非抜歯でアーチを拡大する下顎骨も小さく，前歯がハウジングから逸脱するリスクが高い症例と思われる．左右の非対称が少ないため，同じベクトルで歯牙の移動ができることがありがたい．また，小臼歯から前歯はIPRが行いやすい歯冠形態と考える（図4）．

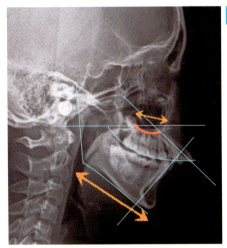

プロファイル診断

Convex Profile
High Angle
Mesio-Dolicho Facial
Short Face .
Skeltal class 2
Deep bite

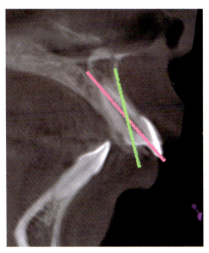

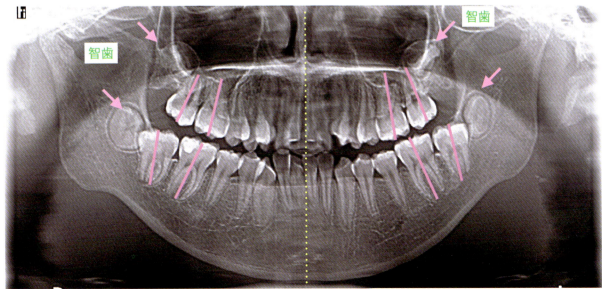

図4　レントゲン所見．上顎基底骨の前後径はかなり小さい．下顎骨も小さく第二大臼歯は遠心傾斜している．歯牙は大きい．

歯牙移動計画

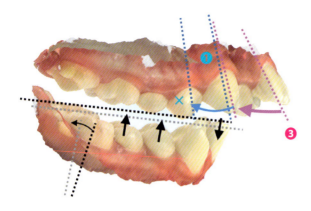

上顎

＊第一小臼歯抜歯

1. 小臼歯の位置に犬歯を遠心移動
2. 側切歯を側方に拡大
3. 中切歯を舌側に傾斜移動

図5　側方から見た移動計画

1st Clincheck

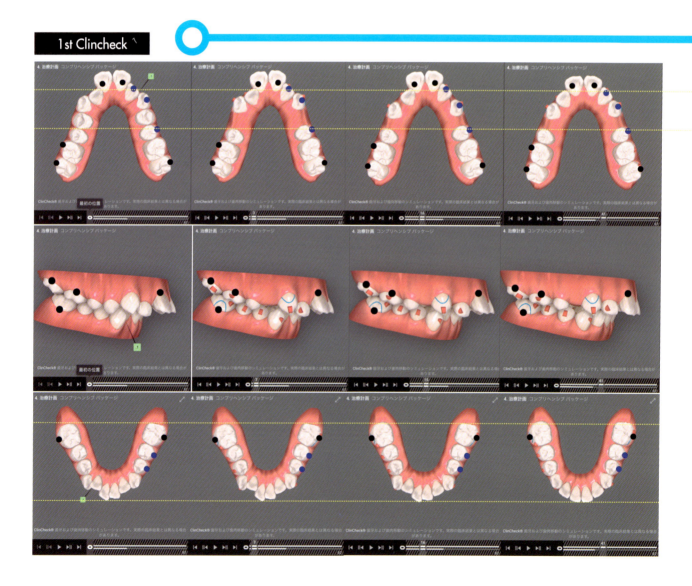

Case7 上顎前歯前突③ 小臼歯抜歯しさらに大臼歯の遠心移動も必要になった症例

下顎

❶ 下顎右側第一大臼歯を反対側の位置まで遠心移動する．
＊第一大臼歯の目標位置への移動を最優先
❷ 小臼歯犬歯を順次遠心移動
❸ 正中を左側に押し返すイメージ
＊正中を下顎位の変化を注視する

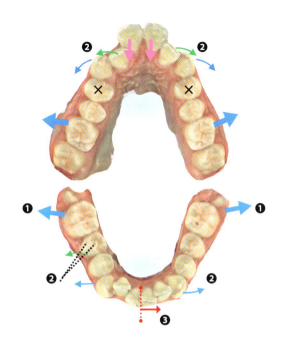

図6 咬合面からみた移動計画

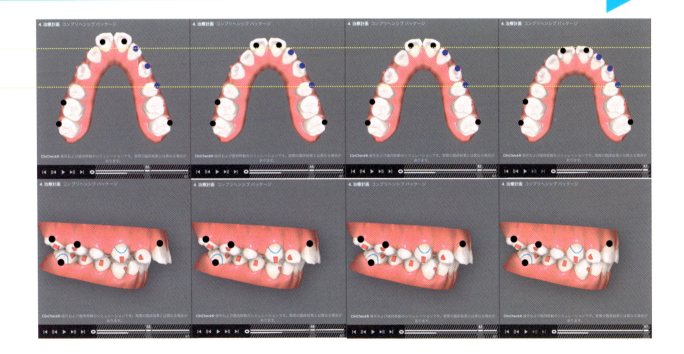

図7 1stクリンチェック．上顎小臼歯のみの抜歯といわゆるフロッグパターンでの前歯部のリトラクション症例．

動画16

本症例ではMSE（上顎急速拡大）は受け入れてもいただけなかった．
上顎左右側の第一小臼歯抜歯しそこに犬歯，前歯を2mmずつリトラクションする，いわゆるフロッグパターンで行った．大臼歯のアンカーロス（近心に移動しないように）と前歯部のラビッティングを予防する目的もあった（図5～7）．
下顎は一括移動で側方拡大を行った．下顎前歯の歯肉退縮に要注意である．

115

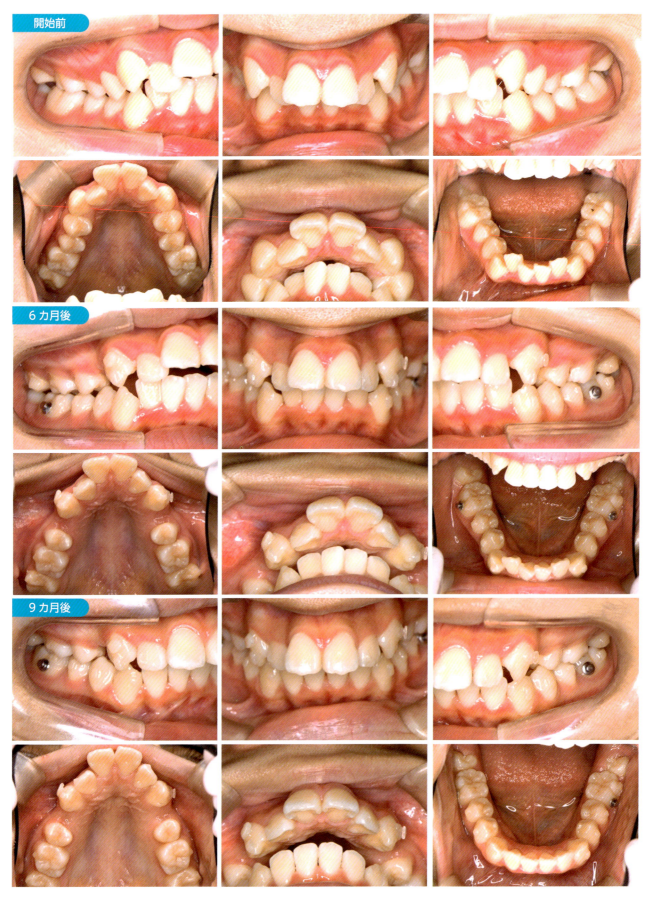

Case7 上顎前歯前突③ 小臼歯抜歯しさらに大臼歯の遠心移動も必要になった症例

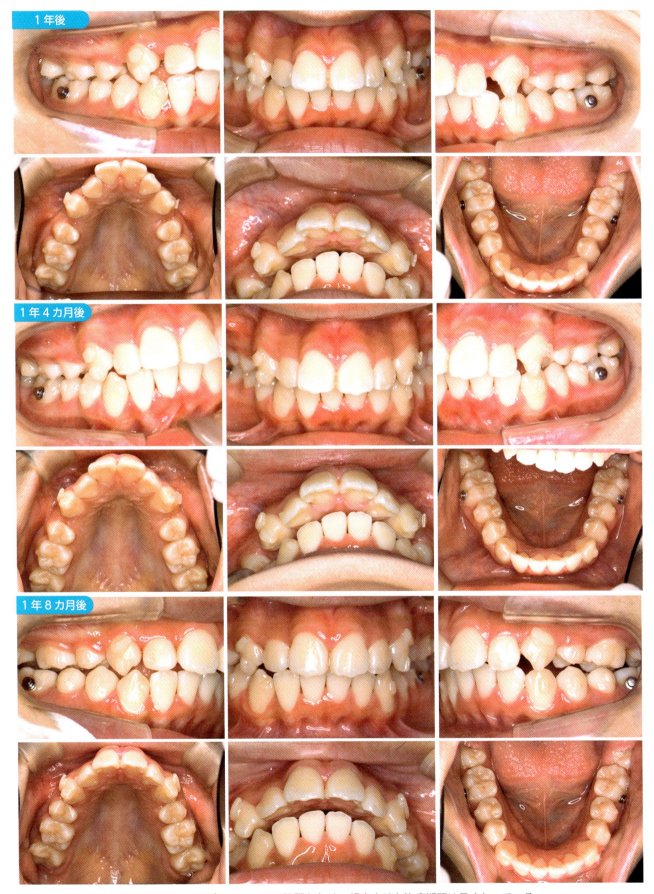

図8 治療経過の口腔内写真．コンプライアンスの問題もあり，想定よりも治療期間は長くなっている

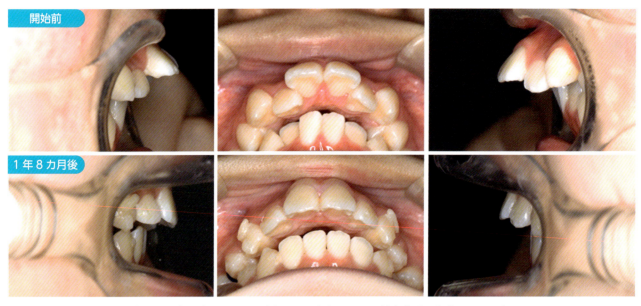

図9　改善はしているが，オーバージェットはまだ大きい．また，下顎の前方移動は期待通りには得られなかった

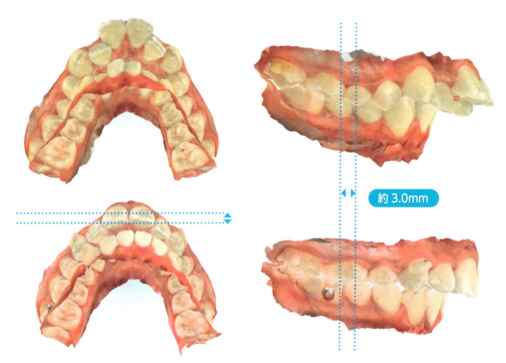

図10　第二大臼歯～第二小臼歯までのブロックが約3.0mm前方に移動してしまった．想定以上に近心に移動してしまった．小臼歯抜歯症例に起きる臼歯部のアンカーロスである

【アンカーロス①上顎大臼歯】

　UR6は近心に約3.0mm移動しており，第二大臼歯～第二小臼歯までのブロックが約3.0mm前方（近心）に移動している．術前の上顎前歯の前突が大きいため，想定以上に大臼歯が近心に移動してしまった（図8～10）．

Case7 上顎前歯前突③ 小臼歯抜歯しさらに大臼歯の遠心移動も必要になった症例

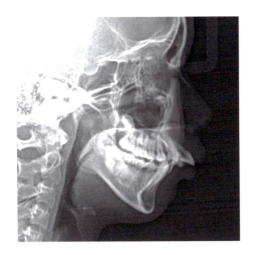
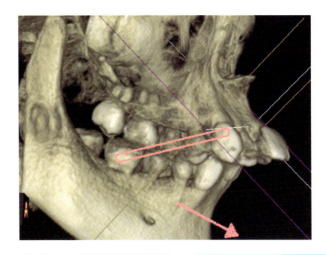
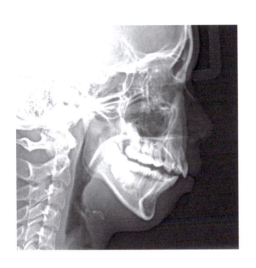
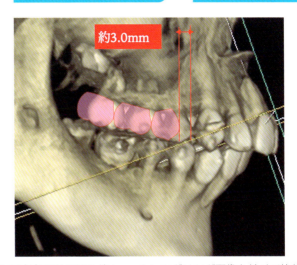

図11 1stクリンチェック終了後のセファロ側方面観と同方向でのCBCTボリュームレンダリング画像を並べて比較

【アンカーロス②下顎前歯】

2級ゴムで犬歯のリトラクションを行うが，その力で下顎前歯が前方に移動してしまうことがある．本症例ではゴムの使用時間が短かったことが上顎大臼歯のアンカーロスにつかなったが，一方で適正使用されていると逆に下顎前歯のロス量増えていた可能性もある．上顎犬歯を強く引きたいが，下顎前歯の歯肉が退縮していないか，常に注意が必要である．この予防柵としてはTADなどを用いて歯以外に固定源を求めるしかない（図11）．

今回は幸い下顎前歯の歯肉退縮は起きていないが，これ以上は唇側には移動できない位置まで前方に移動している．

患者や患者家族からは審美性の改善で喜ばれているものの，術者としては対応が遅かったかもしれないと反省している．

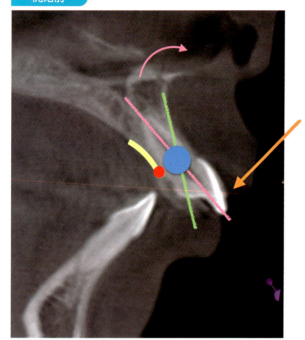
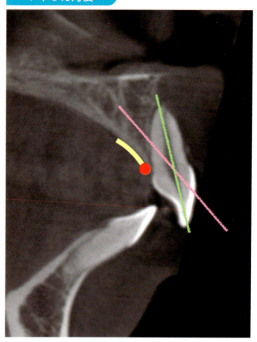

図12 上顎前歯の舌側の硬い皮質骨の頂点を支点として回転し，根尖が前方に移動している．
下顎前歯は約1mm前方に移動している．硬い前歯部口蓋側の皮質骨に当たると当然そこが回転中心となる

【回転中心と支点】

　回転中心が青丸のあたりと言われるが，GPの感覚からすると硬い皮質骨の頂点を支点として回転している．上顎中切歯部にインプラント埋入経験のあるDr.であればご存知のように，黄色で記した口蓋の骨壁が厚い．ここにあたった反作用で根尖が動いている．機能矯正装置で上顎前歯前突を治療する場合もこのようなことが起きている可能性を知っておくべきである．また，同様の理屈で歯牙移動時には皮質骨が回転中心となる可能性を意識する必要がある（図12）．

　この症例は現在も継続治療中である．症例によっては小臼歯抜歯のケースでもTADなどを用いない場合はさらなる大臼歯遠心移動の可能性があり，治療期間が長くなる可能性を説明するようにしている．

Case7 まとめ

　患者サイドからは前歯部の審美性が改善したことの喜びと続けて頑張りたいと意欲をもらってはいるが，術者サイドとしては想定以上の上顎臼歯部のアンカーロスだった．ここからCase4のように大臼歯を遠心移動を行なっていくが，矯正移動後の歯はアンカーロスにはより注意が必要だ．TADなどのスケルタルアンカレッジがあれば防げたロスかもしれない．また，フロッグパターンで前歯部をリトラクションすると治療期間が長くなるため，上顎臼歯近心ロスの原因であると思われた．オーバージェットが著しいのでTADなしでは他のリトラクション方法でも同じだったのであろうか．

　上顎前歯前突の小臼歯抜歯症例は，本症例のように上顎臼歯の前方へのアンカーロス量が想定を超えてしまうとさらなる追加治療が必要となることを知っていただきたく呈示した症例である（図13）．

　TADなどのスケルタルアンカレッジのように，出来ることなら歯以外に固定限をできれば用いた方が，より予測実現性は上がり，治療期間の短縮となると思われる．ただし，いろいろな事情でアライナーのみでの治療を希望される患者も多く，その際には治療開始前に治療期間が長くなりがちであることを伝えておくとよい．

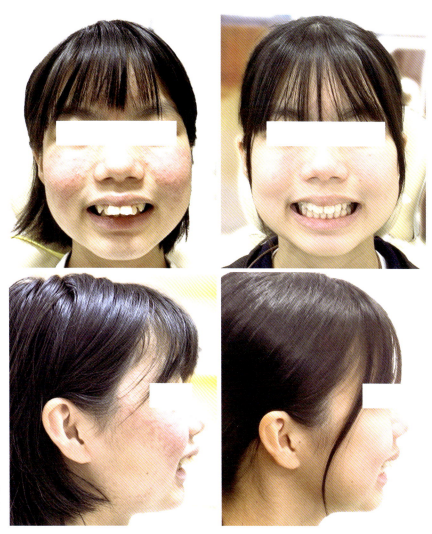

図13　治療途中だが，上顎前歯の突出の改善とレベリングで顔貌はかなり改善している

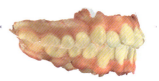

Case8 上顎前歯前突④ 開咬の治療手法を用いた症例

#上下顎前歯前突　　#叢生　　#ハイアングル　　#ドリコフェイシャル　　#ロングフェイス

主訴	前歯の歯並びが気になる，前歯でかめない，就活前までに治療を終わりたい 19歳　女性

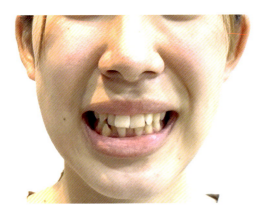

図1　上下とも前歯部の叢生が目立つ．前歯の歯冠幅径も大きい

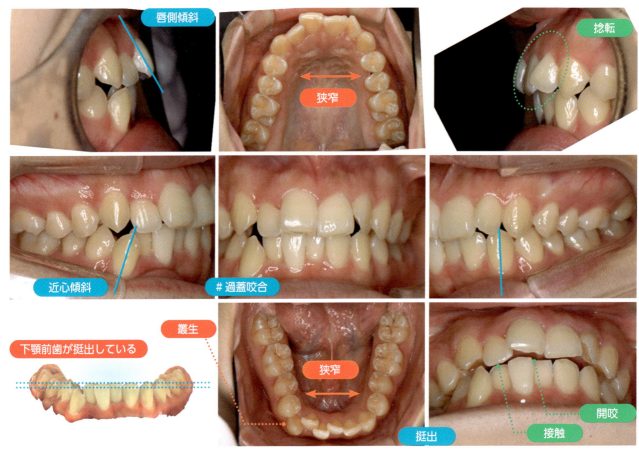

図2　閉口時の口腔内写真ではスピーカーブがわかりにくく，やや開咬した写真やスキャンデータで確認したい

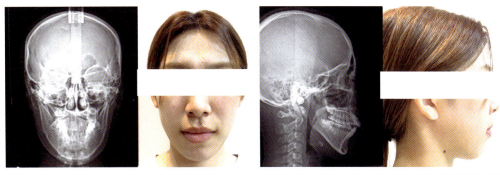

図3 ロングフェイスタイプで下顎骨が大きいことは初見からわかる．パノラマでは撮影角度が良くなかったかと思われるくらいのハイアングル＋ドリコフェイシャルの顔貌である．自分では治療できない可能性も考える

本症例の見方

- 主訴は叢生と前突の改善．小臼歯抜歯を行ってまでの前突の改善までは希望しない
- 上下ともアーチはやや狭窄（＝側方拡大で前歯が配列する空隙を確保か）
- 近心傾斜歯が多いため，遠心傾斜移動で臼歯を遠心移動できる
- 智歯抜歯することで生じる空隙と LAP 効果を利用する
- 1 mm 以内で第二大臼歯を圧下させながら反時計方向の下顎回転
- 大臼歯は順次あるいは一歯単位で遠心側方にアップライトしつつ移動したい

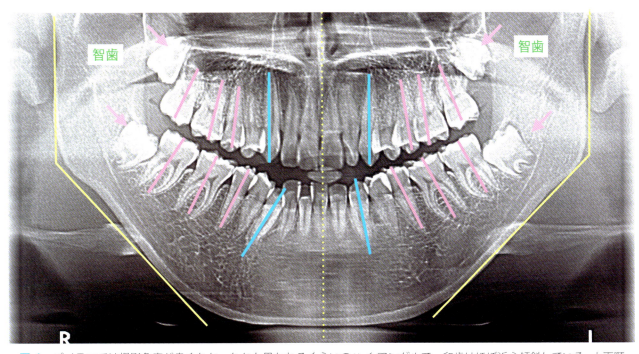

図4 パノラマでは撮影角度が良くなかったかと思われるくらいのハイアングルで，臼歯はほぼ近心傾斜している．上下顎智歯抜歯で空隙確保が可能か．

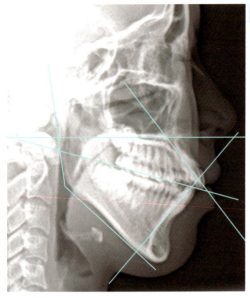

プロファイル診断

Straight Profile
High Angle
Dolicho Facial
Long Face .
Skeltal class 3
High bite

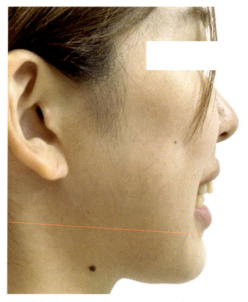

図5　側方セファロ．ハイアングルである

顔貌側方．ロングフェイスタイプ

　よく観察すると，Case 2の開咬症例を思い出す．前歯が接触している部分もあるが，一部開咬とも言える．すなわち，アライナーが得意とする大臼歯の圧下と下顎の反時計方向の回転での治療を考えたい（図1〜3）．

　智歯を抜歯し，上下顎の嵌合している対顎同名大臼歯を同時に順次遠心側方に移動する．上下顎ともアーチが狭窄しているため，前歯部の叢生は犬歯および臼歯を遠心側方に拡大して前歯の叢生を改善する（図4, 5）．

　今回は開咬治療のスキームを使用したいため，第二大臼歯から臼歯を順次圧下しながら下顎が反時計方向の回転することで，前歯部被蓋の獲得を期待する（図6）．

　インビザラインではまだ下顎骨の3次元的な移動を移動計画にそのまま盛り込むことはできない．今後の改善に期待したい．

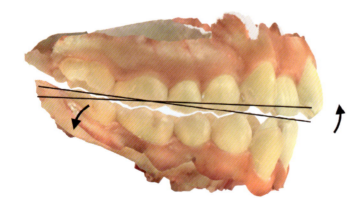

図6　反時計方向に回転した距離でオーバジェットをマイナスからプラスにするイメージ

歯牙移動計画

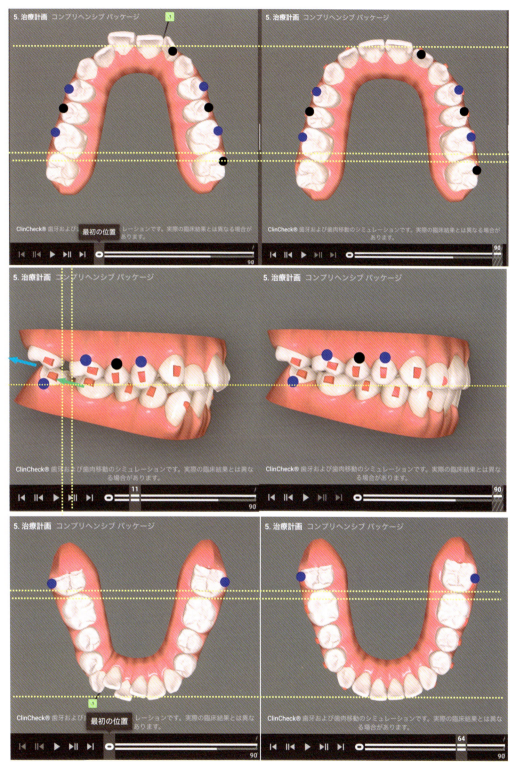

図7 1stクリンチェックを制作するイメージ

　　上顎中切歯の前後的位置は上顎右側切歯の近心位置とする．本症例での大臼歯の遠心移動量は，インビザラインでの予測実現性の高い最大量の2mmとする．上顎中切歯は挺出したくないので，上顎右側側切歯の位置まで舌側傾斜し，相対的挺出する分を圧下したい．咬合高径は下がるがアーチを側方拡大することで舌の容積を確保する．
　　上下顎の同名歯どうしのブロックで移動していくイメージ．

125

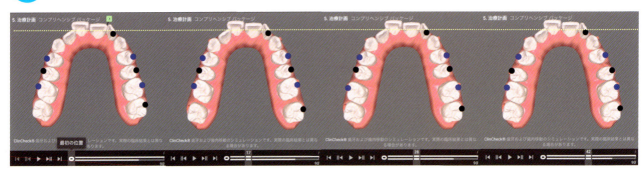

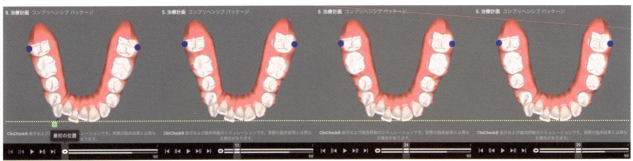

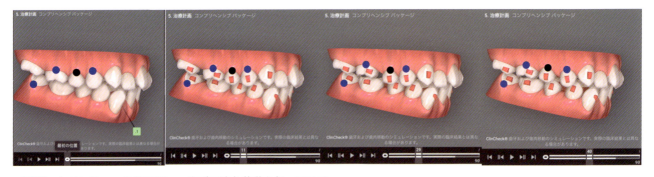

図8 クリンチェック時系列　一歯ずつ遠心移動を行っている

動画17

　　大臼歯の遠心移動は対合歯と合わせて一歯ずつ，また上下の同名歯どうしのブロックで移動していくイメージで行った（図8）．予測実現性の高い移動を確実に行うためである．

　　アタッチメントは長方形のもの（スクエア）を用いる．半月状のものではアライナーのアンフィットを起こしやすい．ただし，スクエアもアタッチメントそのものの脱離がしやすいことと，アライナーの着脱が困難になるという欠点もあるため，最初から全てのアタッチメントを設置せず，最初は大臼歯のみ，そして小臼歯まで，最後は犬歯と前歯，というように時期をずらしていくことが多い．

　　当院ではTADを希望されない患者も多いため，臼歯が3歯同時に移動するような順次移動をしないようにすることが多い．前歯の前方へのアンカーロスの予防である．そのため1stクリンチェックの枚数が多いが，前歯のアンカーロス対策にはなっているのではないかと考えている．

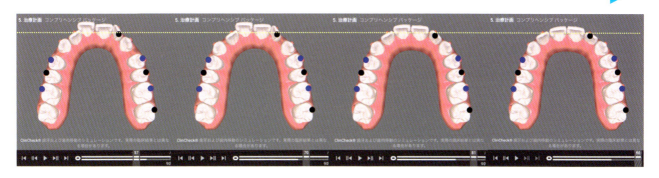

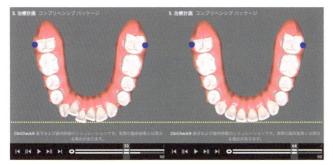
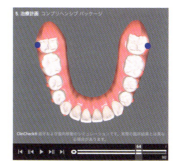

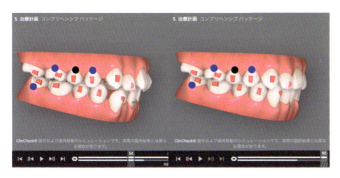
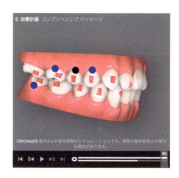

　前歯の審美性の改善は1年以上経過後となるので，あらかじめ，そして治療中にもおりをみて前歯部の叢生改善は最後であること，ほとんどがそのための準備だということを説明し，患者を励ます．

　アライナー治療の成功の3〜4割がコンプライアンスつまり使用時間を守れていることにあるため，予測実現性を上げるためにも医院の評価を上げるためにもモチベーションアップ対策・工夫は必須である．当院では来院時にスタッフが患者の現状・アライナーを使用する大変さをや使用時間を守れているかの聞き取りを行ってくれていることが大変重要なスキームである．また，これは機能矯正装置とも共通するため，医院全体で機能矯正装置とアライナー矯正装置を同時に取り組むことで，医院スタッフ全員で患者を励ます習慣・体制をつくっている．

　治療期間を短くすることも当然大切だが，確実に歯牙を移動していきたいときにはこういった移動計画をとっていることが多い．治療開始から1年9カ月までを供覧する（図9〜12）．

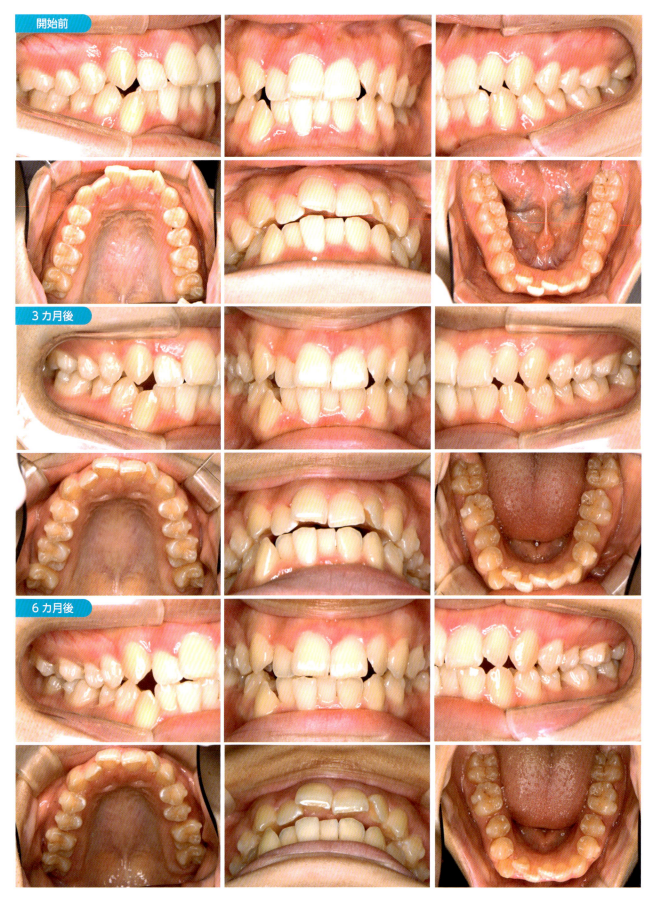

Case8 上顎前歯前突④ 開咬の治療手法を用いた症例

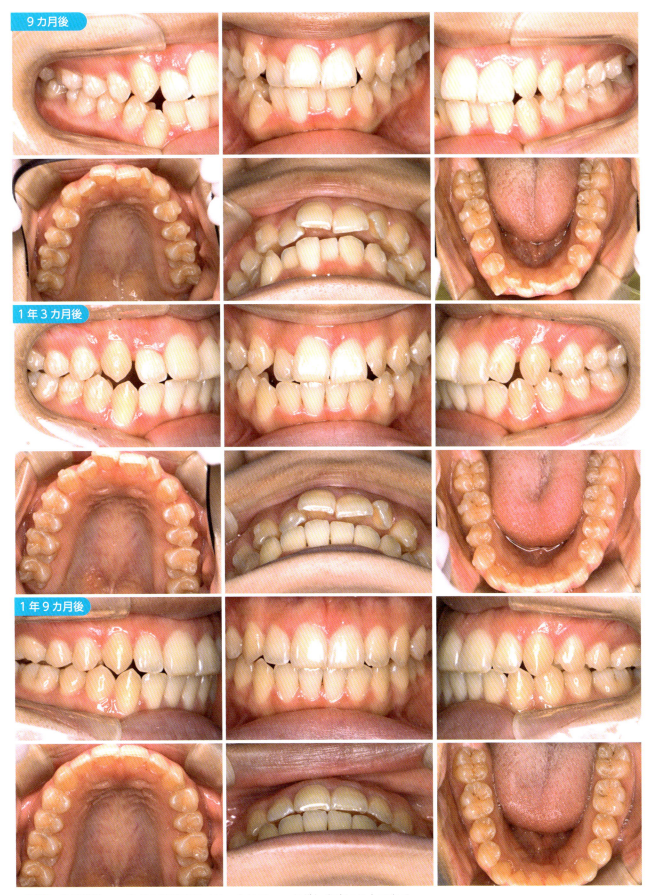

図9 治療経過. 一歯ずつ移動するメリットはチェックがしやすいことである

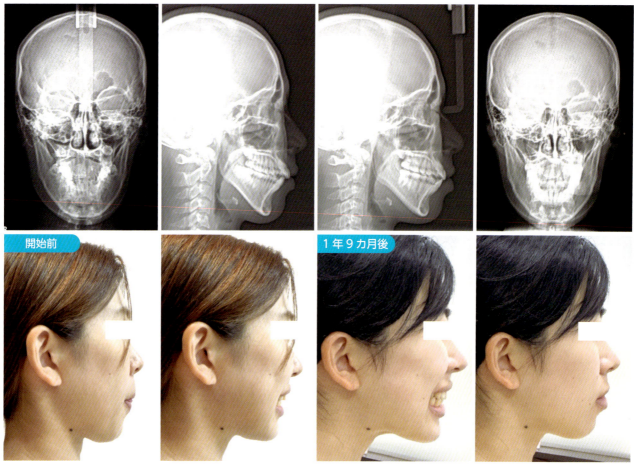

図10 セファロとその重ね合わせで比較しても大臼歯の遠心移動はあまり確認できていない．側方拡大とわずかな大臼歯の圧下・わずかな下顎の回転で顔貌はきれいに改善できている

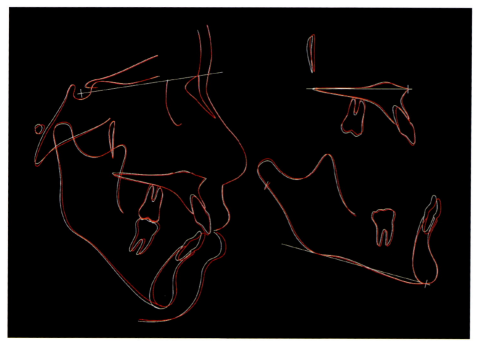

図11 セファロトレースの重ね合わせ．最近では高額なソフトでなくてもオンラインソフトで重ね合わせをしてくれるものもある

Case8 上顎前歯前突④ 開咬の治療手法を用いた症例

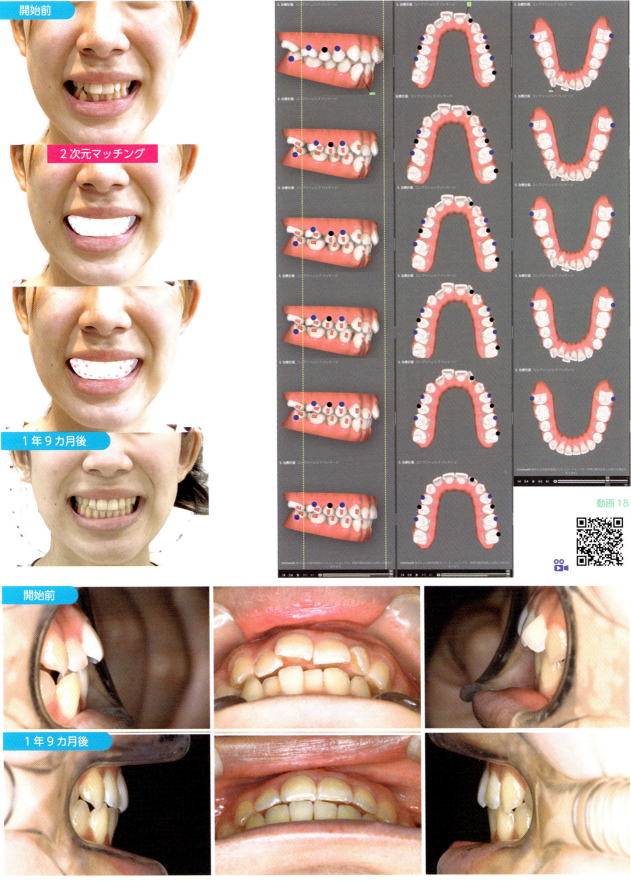

図12 術前術後の前歯側方とあおり写真

Chapter 4

開始前

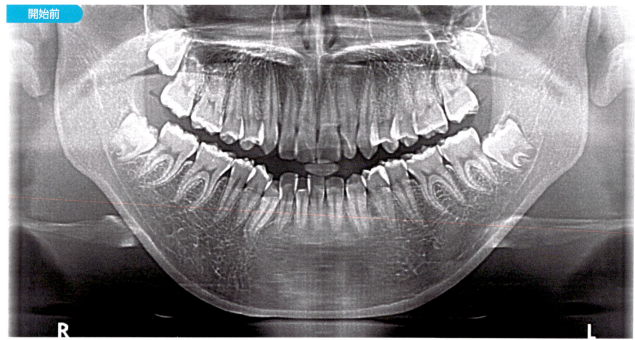

1年9カ月後

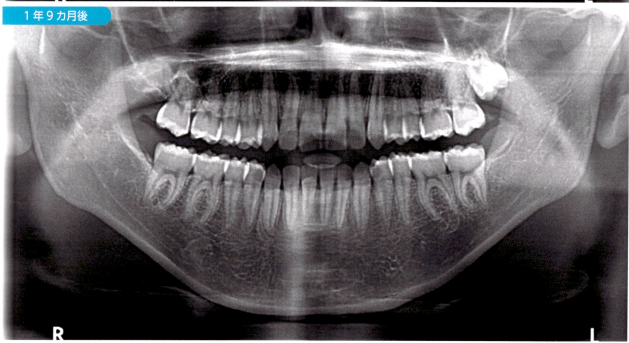

図13　パノラマ像も正常像に近づいている
　　　回転といっても外科処置を行うわけではないので，小さな角度だが，それでもパノラマ像に現れやすい

　パノラマが咬合平面の変化を移しやすい．急峻な咬合平面が大臼歯の悪化で平坦下され，それに伴う下顎の反時計方向の回転で下顎下縁平面も平坦に近づいている．アライナーはこのスキームが得意であることがわかる．ぜひともみなさまにも使っていただきたい．

Case8 上顎前歯前突④ 開咬の治療手法を用いた症例

開始前

1年9カ月後

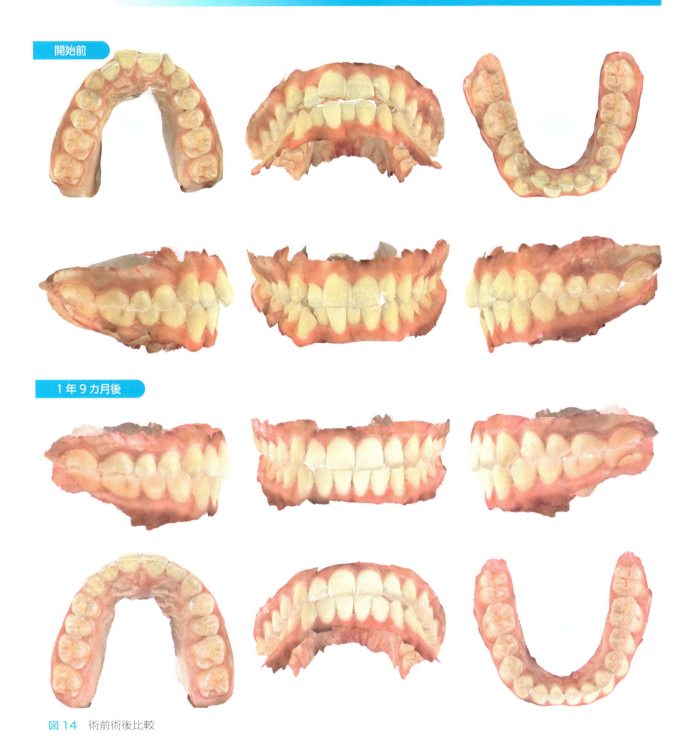

図14 術前術後比較

Case8 まとめ

- 小臼歯非抜歯は口元の突出感が抜けきらないことが多いので，治療開始前にそれを伝えておく
- 今回は確実に移動させるために一歯単位で移動させた
- 一歯単位で第二大臼歯から対顎同名歯をブロックとして順次遠心移動していく
- 今回は1回のクリンチェックで終了．希望されれば同様内容をもう一度繰り返す

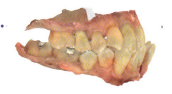

Case9 反対咬合 歯周病を伴う患者の矯正治療

#反対咬合　　#交叉咬合　　#顔面非対称　　#上下顎正中偏位　　#下顎偏位

主訴 矯正治療も含めて全体を治療したい
66歳　女性

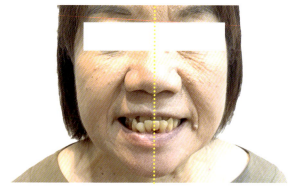
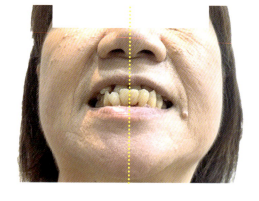

図1　顔貌およびあおり．上顎前歯がほとんど見えない

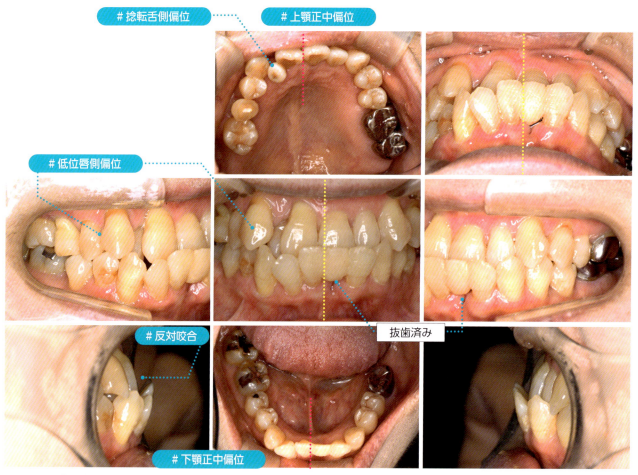

図2　写真は歯周基本治療終了時である．基本治療が完了後に矯正治療開始と説明していた

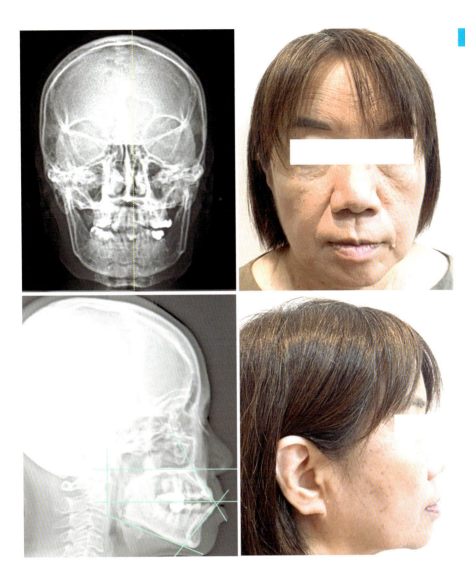

図3 セファロおよび顔貌写真（正面・側方） 反対咬合に特徴的な明らかな Concave Face ではない

　前歯は反対被蓋であるが，骨格的に下顎骨が著しく大きいわけではない．若いときから反対被蓋ではあったとのことだが，どちらかいうと下顎前歯が歯周病によりフレアアウトして反対咬合となっているようにも見える．ショートフェイス傾向，ブレイキー傾向，ローアングル傾向である（図1〜3）．

　図4でもわかるように LL1 は歯周病重度で保存不可能ではないが，戦略的に抜歯し，その空隙を利用して下顎前歯のフレアアウトおよび反対被蓋を改善していく治療計画とした．

　初診時主訴は歯周病の治療と矯正治療の両者であったが，歯周組織が安定しなければ矯正治療が無駄になってしまうことを説明，基本治療終了後の矯正開始を承諾いただいた．

Chapter 4

初診時10枚法

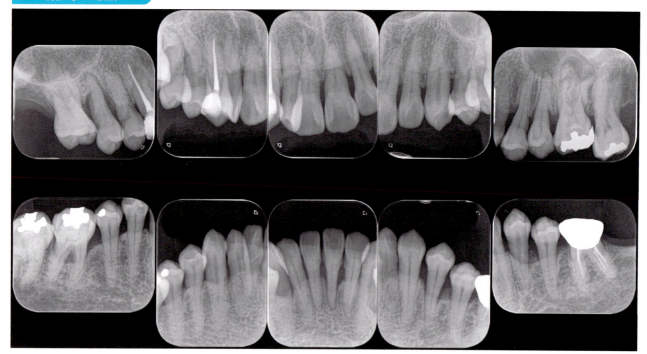

図4 中等度から一部重度の歯周病を有する患者であった．歯周基本治療に通院していただき，口腔衛生状況を改善できれば矯正可能と説明した．下顎前歯の舌側傾斜が可能な空隙ができれば被蓋の改善は可能と思われた．前ページの口腔内写真は基本治療終了後のものである．
アライナーは可撤式であるため，清掃性という意味でも歯周病罹患症例に使用しやすい

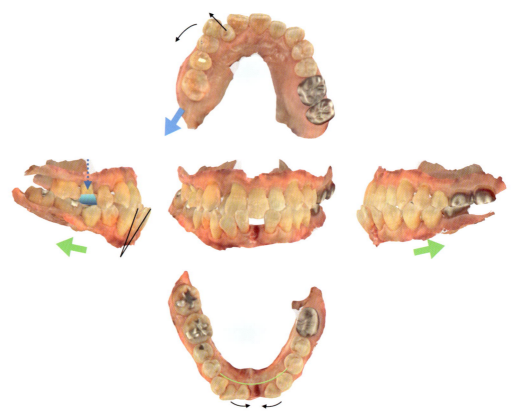

図5 IOSのデータで歯牙移動計画をイメージする

Case9 反対咬合 歯周病を伴う患者の矯正治療

基本治療終了時のパノラマX線写真

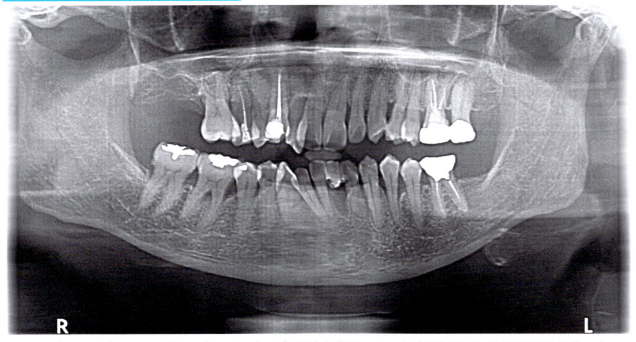

図6 パノラマからローアングル，ブレーキータイプで咬合力が強かったことが想像できる．咬合高径低めで Short Face tend であることもうかがえる

【移動計画】
1. 下顎前歯はその中でも歯周病が重篤な LL1 を抜歯
2. 上顎右側大臼歯に関しては UR5 は矯正中に自然挺出によるポケット改善
3. 上顎左側大臼歯は UL6 を歯周治療
4. UL7 は圧下ではなく削合形成して UL6 と UL7 の連結冠を作成し咬合平面のメルクマルとし，かつ矯正治療時のアンカーとした（図5，図6）．

UR2 は抜歯せずにアーチに入れる．本症例では正中を合わせることよりもできる限り歯数を減らさないことを重視した．

LL4 も抜髄して挺出させたいところであったが，術中の噛める場所が左側であったため，前歯と右側臼歯部がある程度噛める状態になってから治療介入することとした．

IOS のスキャンデータは歯周組織を360度見れるため，ペリオ症例を口腔内スキャナーで診断することも有用であることがわかった症例である．

フォローアップでスキャンすることは咬合の変化を口腔内写真とスタディモデルを兼任しているよう使用でき，チェアタイムも少なくかなり使い勝手が良い．画面上で舌側後方からなどどの角度からみられるのも良い（図7，8）．IOS が歯周病治療（診断）のオプションとなり得るのは想像していなかった．

歯牙移動計画

1st Clincheck

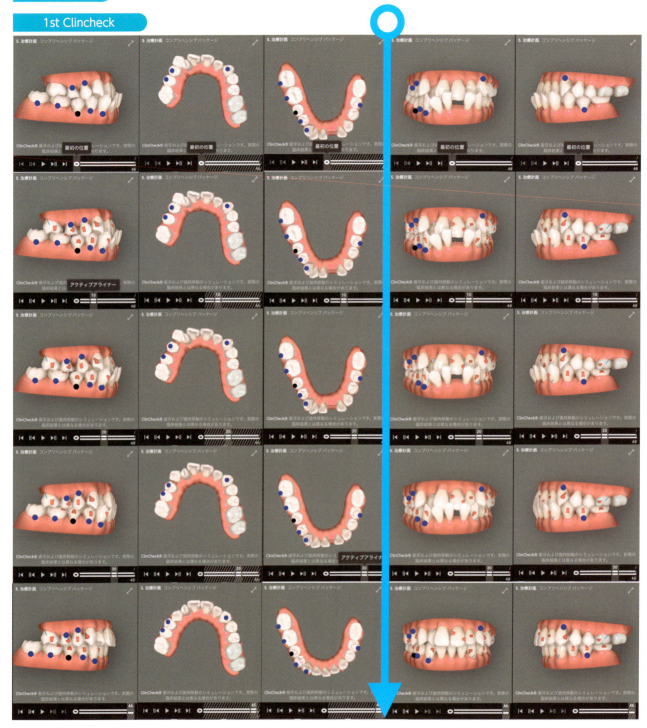

図7 1st クリンチェック.
- 上下顎前歯の被蓋を入れ替える.
- 上顎は過拡大に注意しながらひと回りアーチ拡大する.
- 下顎はアーチを縮小しながら欠損を閉鎖する.
- 3級ゴムを用いて可能な限り突出した顎位を後方に誘導した.
- 上顎右側大臼歯の移動はその他の歯がアンカーロスしないように慎重に行った.
- UR5 はアライナーのなかで自然挺出させた.
- UR2 の捻転はアライナーアンフィットになるため着手しなかった. 修復のみ, 補綴 は希望されなかった.

動画19

Case9 反対咬合 歯周病を伴う患者の矯正治療

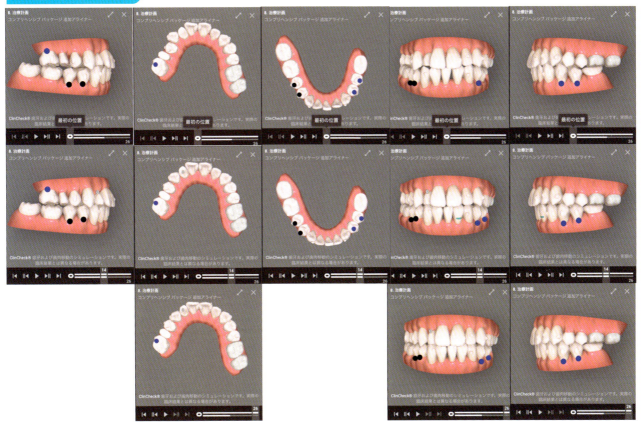

図8 2nd クリンチェック．
前歯部の被蓋は改善したため，仕上げ，ディテイリングのみである

動画20

　実際の治療経過を供覧する（図9～12）．左上大臼歯はアンカーとするために連結クラウンを術前に作製し，正中は積極的には改善せずにIPRで可能な範囲とした．
　また，上顎前歯はわずかだがフレアアウトする治療計画とした．
　3級ゴムを用いて可能な限り突出した下顎位を後方に誘導した．
　上顎右側大臼歯の移動はその他の歯がアンカーロスしないように慎重に行った．
　UR5はアライナーのなかで自然挺出させた．
　UR2の捻転はアライナーアンフィットになるため着手しなかった．修復のみ，補綴は希望されなかった．
　LL4は歯周外科を予定していたが，現在は定期検診のみで保留中である．

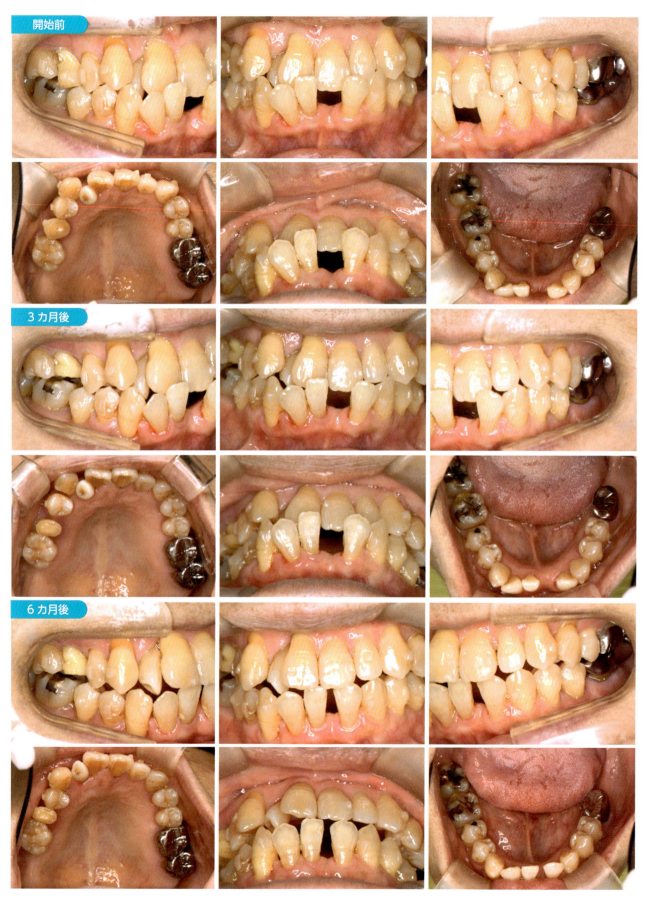

Case9 反対咬合 歯周病を伴う患者の矯正治療

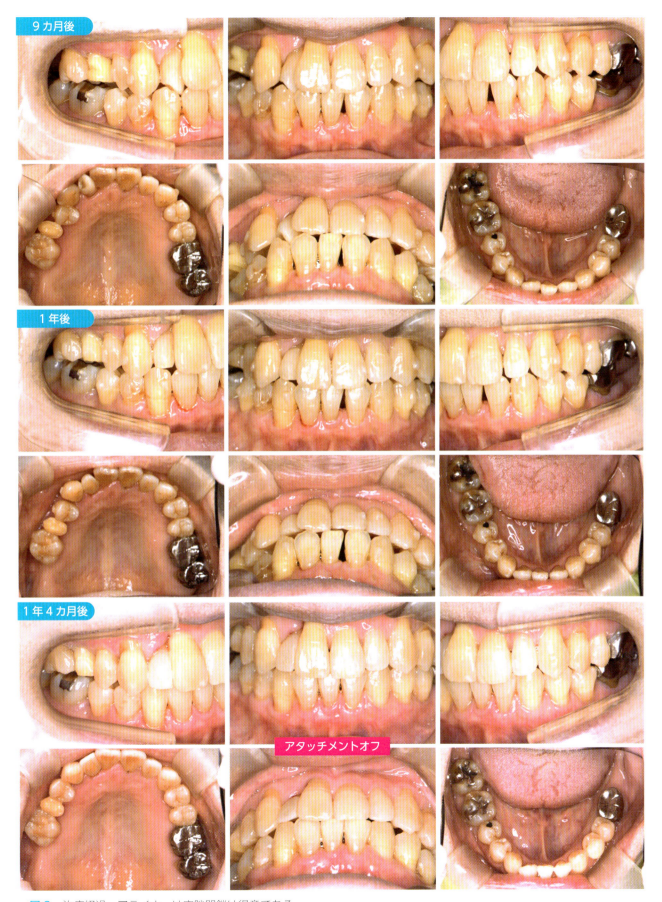

図9 治療経過．アライナーは空隙閉鎖は得意である

141

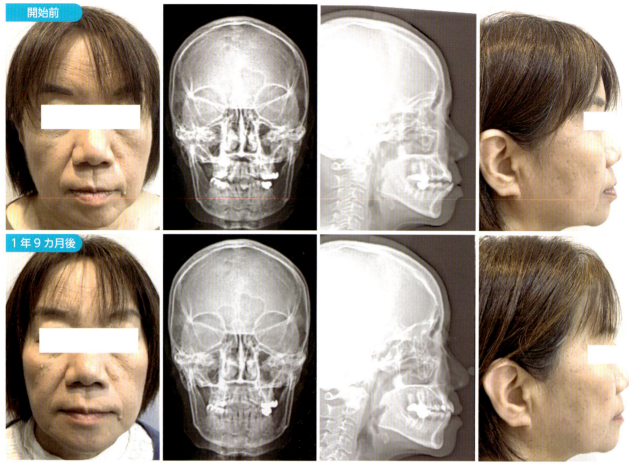

図10 術前術後の顔貌およびセファロX線像．咬合挙上できればよりよかった

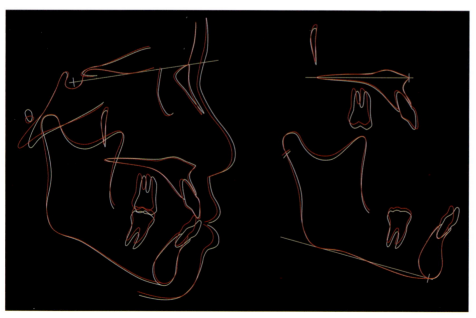

図11 術前術後のセファロ重ね合わせ

Case9　反対咬合　歯周病を伴う患者の矯正治療

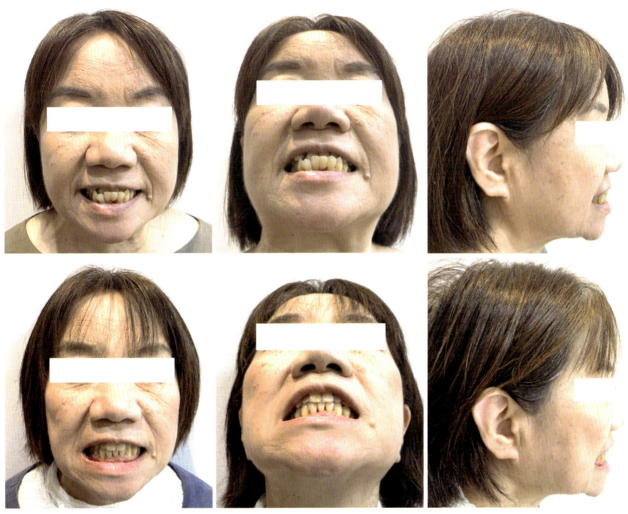

図12　アライナーはいわゆる歯周矯正治療には向いていると実感した．注意するのはアンカーロスだ．歯周病に罹患している歯牙はアンカレッジの力が弱いため，なんらかの工夫が必要だ

術前術後のCT比較

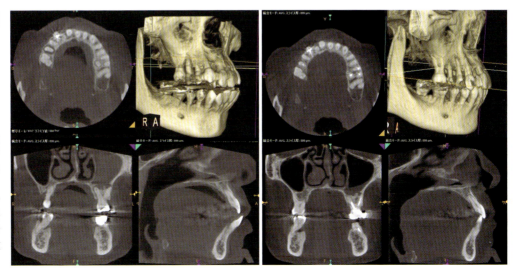

前歯部の被蓋は改善し，歯根もハウジング内に収まっている．

UL6の感染根管や左側上顎洞炎も改善している．ペリオではUR5の骨欠損が改善している

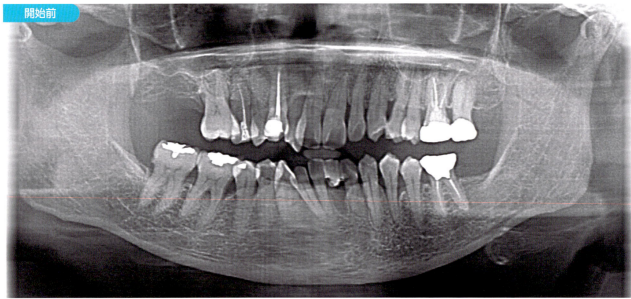

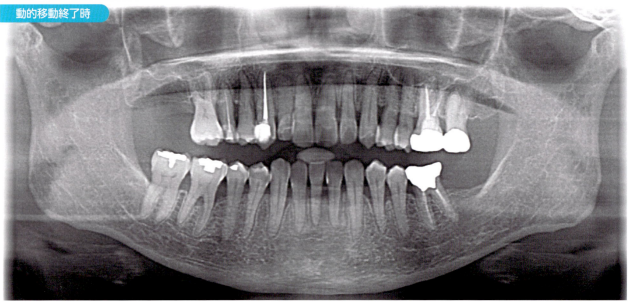

図13 パノラマ治療前後比較
　ペリオの課題はLR6の分岐部病変，LL4の垂直性骨吸収に限局された

　　　　アライナーはいわゆる歯周矯正治療には向いていると実感した．逆に固定源とするには不十分な歯もあるため，アンカーを確保する工夫が必要である．歯周病に罹患している歯牙は固定限としての力が弱いため，本症例ではUL6とUL7を連結固定してアンカーとした（図13，14）．

Case9　反対咬合　歯周病を伴う患者の矯正治療

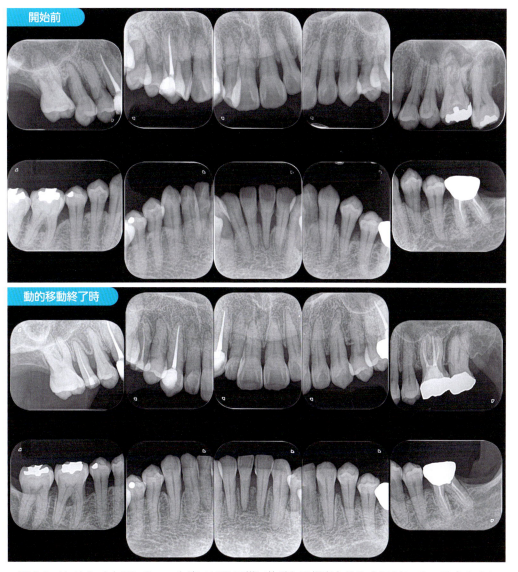

図14　LLは2ndクリンチェック時にUR5同様に抜髄して提出させるべきであった．咬合のメルクマルとしていたため，歯髄処置に躊躇が出てしまった．LL4も抜髄して挺出させたいところであったが，術中の噛める場所が左側であったため，前歯と右側臼歯部がある程度噛める状態になってから治療介入することとした．現在SPT中で患者と相談しつつ治療介入予定

Case9 のまとめ

- 反対咬合の改善は構成咬合位をとれるかが基準の1つ
- ペリオ症例は清掃性からもアライナー矯正は向いていると感じた
- アンカーロスには最新の注意を払った
- 正中の改善は積極的には行わなかった
- 歯周基本治療をクリアできるかで矯正治療の協力度を推測できた
- UR5はスキャン後に歯髄処置・削合して自然挺出できるようにした
- 今後のペリオ進行時にも対応できるように経済的に余力を残してもらった

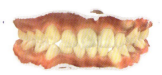

Case10　八重歯（永久歯列完成直前の症例）下顎偏位あり

#八重歯　　#未萌出犬歯　　#顔面非対称　　#上下顎正中偏位　　#下顎偏位

| 主訴 | 前歯の歯並びが気になる
10歳　女性 |

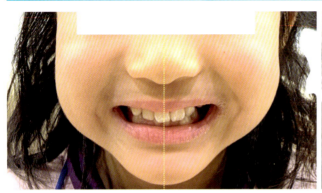
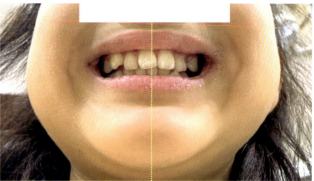

図1　上顎前歯の左側への傾斜および偏位が目立つ

#上顎正中偏位　#未萌出犬歯　#八重歯　#過蓋咬合　#未萌出犬歯　#下顎正中偏位　#低位唇側偏位

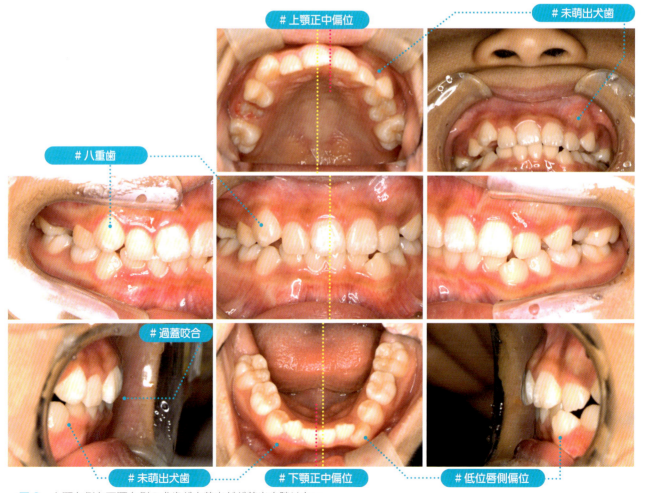

図2　上顎左側と下顎右側の犬歯が未萌出だが萌出空隙はない

146

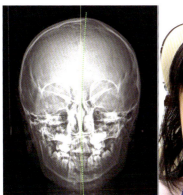
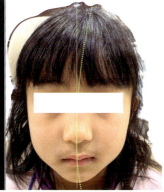
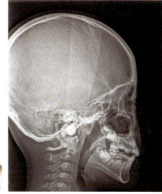
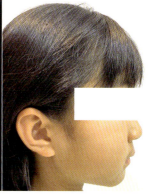

図3　顔貌左右非対称，下顎左側偏位

図4　下顎はやや後方に偏位している

プロファイル診断

Convex Profile
Normal angle
Mesio Facial
Normal Face
Skeltal class 1
Normal-Deep bite

本症例の見方

- 上顎正中は左側に偏位している（左上犬歯埋伏）
- 下顎正中は右側に偏位している（右下犬歯埋伏）
- 下顎骨は左側に偏位している
- 埋伏犬歯に向かって前歯が傾斜している

　上顎前歯は埋伏（萌出遅延）した UL3 部に向けて上顎正中は左側に偏位している（図1）．

　下顎骨ごと左側に偏位した下顎前歯は，LR3 が埋伏しているために同部に向けて右側に傾斜し，その結果下顎正中は右側偏移となっている．垂直的には軽度過蓋咬合で下顎前歯は舌側傾斜している．オトガイ唇溝がやや陥凹しており，下顎の後方偏位が予測できる（図2）．

　永久歯列完成期直前の症例である．この時期治療介入できると下顎骨の水平的な非対称を是正し，偏った成長を予防できる可能性がある（図3〜5）．また Case1 同様に日々の悪習癖を矯正治療の期間を通じて発見できることもある．

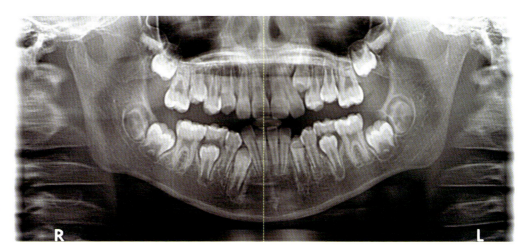

図5　下顎骨は左側に偏位している（まだ成長過程）

Chapter 4

歯牙移動計画

上下顎とも埋伏した犬歯部に向かって歯牙が傾斜しているため，胴部を中心に拡大するイメージで移動計画を作製する

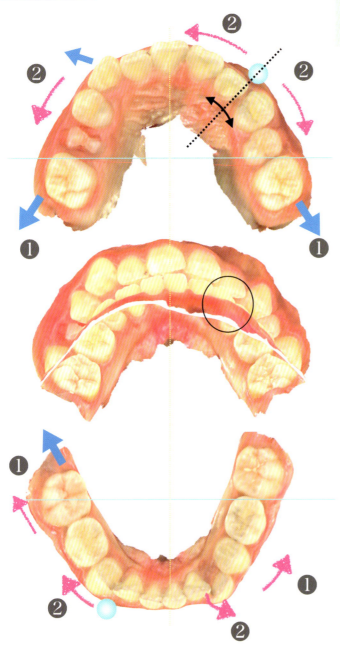

上顎

両側大臼歯を遠心移動
同時に上顎前歯は一括で右前方へ拡大

上顎左側犬歯相当部を中心に拡大する
両側小臼歯を遠心移動

＊正中が移動計画通りか常に監視する

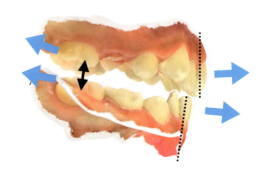

下顎

下顎右側第一大臼歯を反対側の位置まで遠心移動する

＊第一大臼歯が目標位置への移動を最優先

小臼歯を順次遠心移動

正中を左側に押し返すイメージ

＊正中を下顎位の変化を注視する

図6 歯牙移動計画イメージ

歯牙移動計画を示す（図6，7）．
　第二大臼歯が萌出する前に第一大臼歯の位置を正しい位置に移動しておきたい．また成長中で下顎位を整えることもできる時期でもあるため，永久歯列完成直前のこの状態は矯正治療にとってたいへん貴重な時期と考えている．

Case10 八重歯（永久歯列完成直前の症例）下顎偏位あり

1st Clincheck

2nd Clincheck

図7 乳歯の脱落．萌出を目安に追加アライナーを行っていく

動画 21

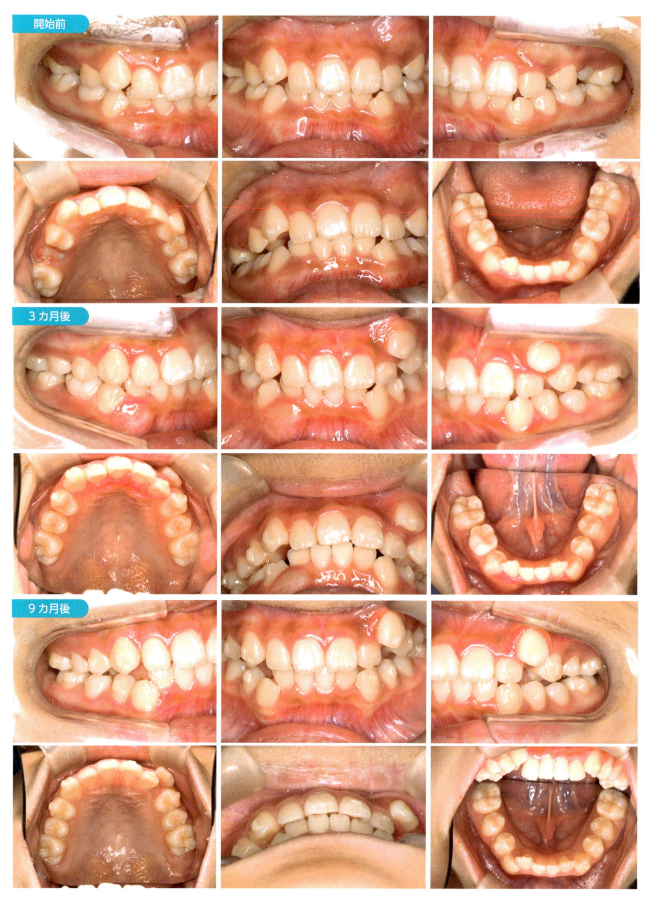

Case10 八重歯（永久歯列完成直前の症例）下顎偏位あり

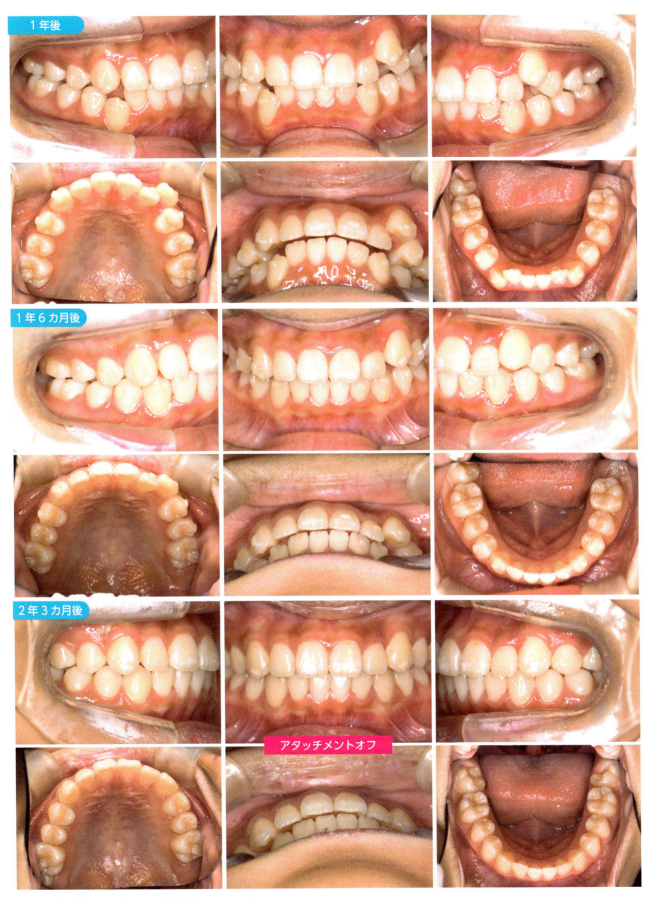

図8 治療経過．犬歯ガイドを獲得しつつある

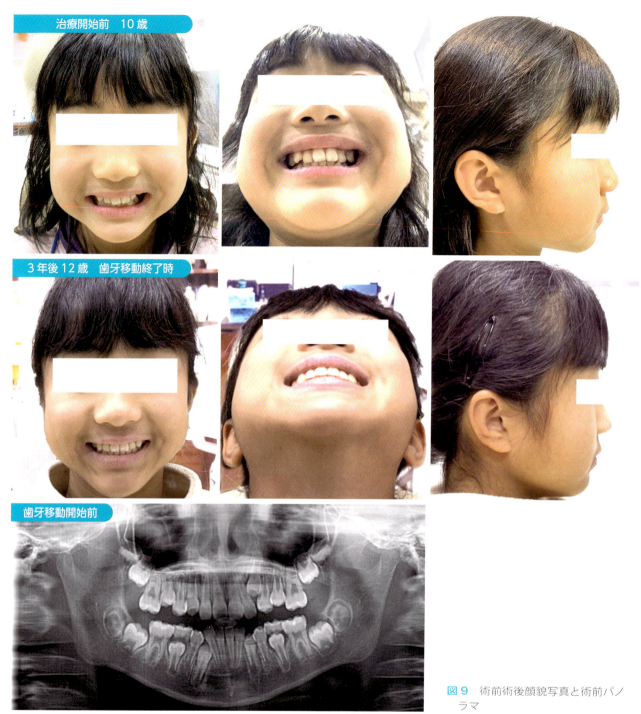

図9 術前術後顔貌写真と術前パノラマ

　図8，9における術前術後を見比べていただきたい．埋伏や低位犬歯は萌出空隙を開けることで自然に萌出することが多いため，アライナーに組み込むのはかなり終盤となってからである．上下顎の正中は一致し，顔を傾けがちだった習癖も10歳頃よりも12歳となって改善している（図10）．本人も矯正治療を行うことで自分自身で頬杖などの習癖を自然に改善できたとのことだった．また，下顎も成長に合わせて自然に前方および下方に誘導できていると思われる．

Case10 八重歯（永久歯列完成直前の症例）下顎偏位あり

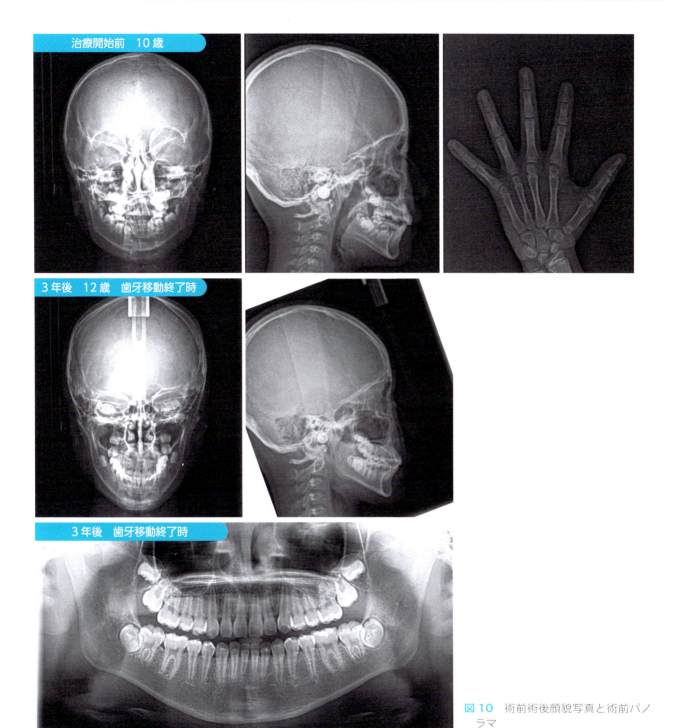

図10 術前術後顔貌写真と術前パノラマ

Case10 まとめ

- まずは第一大臼歯を目標位置に置けると結果が良い
- 埋伏歯を中心に倒れてきた歯牙を押し返すイメージで移動する
- 正中偏位症例は移動状況を常に監視する（正中が合った段階で追加アライナーを発注することがある）
- 小児期の治療介入で成長発育をある程度誘導できる

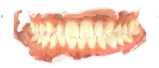

Case11 下顎偏位症例（歯列不正は軽度だが軽度顎関節症あり）「スプリント効果」

#下顎偏位　　#スプリント効果　　#習癖

主訴 前歯のズレが気になる．口が開きにくい
16歳　女性

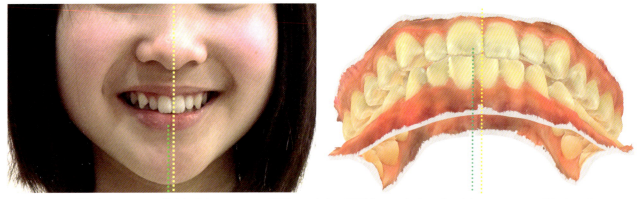

図1　下顎が右方向に2mm程度偏位している．下顎骨の正中と下顎前歯の正中はほぼ一致している．口が開きにくい

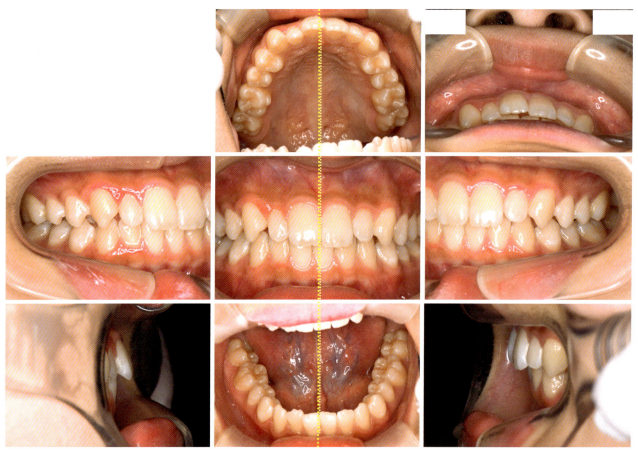

図2　口腔内写真．目立った歯列不正はないが、上下正中の不一致を認める．

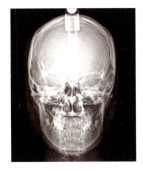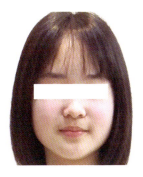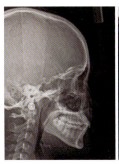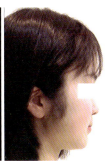

図3 下顎がわずかに右側に偏位している

　下顎が偏位している場合，スプリントなどで顎位の安定が達成されてから歯列の整列を行う通法の治療と思われる．

　アライナー矯正は上下顎の咬合面を被覆するるため，顎位が移動しやすい．Case10のように成長期では偏った成長を適正に誘導する目的もあるが，成長が終了してからでも顎位の修正は可能である．当然若い方が顎関節や神経筋骨格機構は顎位の修正を許容，適応しやすく，治療期間も短くなると思われる．Case11ではあえて下顎の偏位以外は大きな歯列不正がない症例を提示する（図1～3）．偏位した顎位に適応しはじめているので，適正に誘導する．

　下顎の正中偏位症例に際しては，まず下顎骨の正中と下顎前歯の正中が合致しているのかをチェックする．本症例では合致しており，わずかだが下顎骨の偏位によって上下正中の不一致が発生している．開咬量も治療開始前は小さい．習癖に関しても本症例では左手で頬杖をつく癖と左側を下にして寝ることが多かったとのこと．これを治さなければ矯正そのものも改善できないこともときに経験する．

　パノラマ上では上下顎とも智歯抜歯を行えば，移動するスペースは確保できそうである．また、上下顎とも大臼歯が近心傾斜傾向にあり，傾斜を伴った遠心移動にが可能に見える（図4）．もしも必要あれば遠心傾斜できるというリスクマネジメントである．

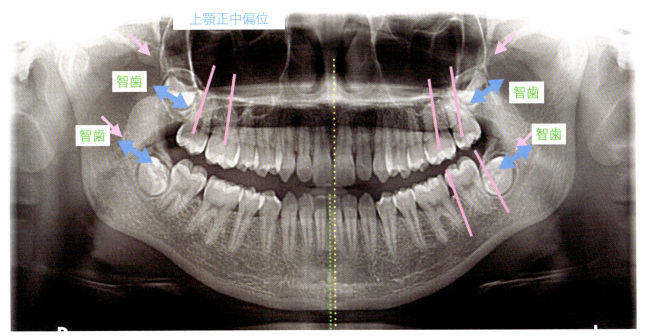

図4　上顎骨と上顎前歯の正中，下顎骨と下顎前歯の正中は一致しており，下顎の偏位が疑われる

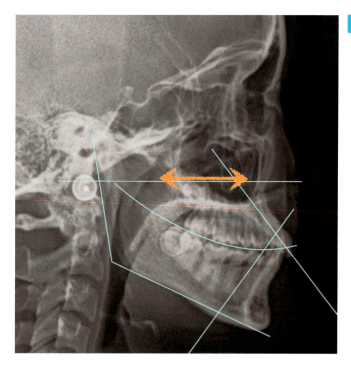

プロファイル診断

Normal Profile
Normal angle
Mesio Facial
Normal face .
Skeltal class1- 3 tend.
Normal-Deep bite tend

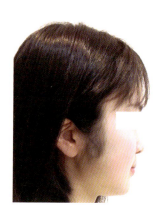

図5 咬合平面湾曲がやや強い
側貌は平均的でわずかだが下顎骨が大きめなのかもしれない

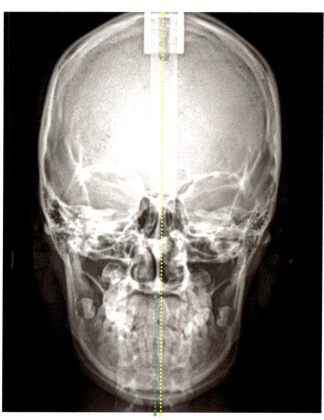

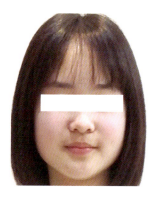

図6 わずかであるが下顎が右側に偏位している
主訴でなければ下顎偏位は見落とすかもしれないレベルでの偏位であるが、こういう状態の方が顎関節症が起こりやすい印象はある

　　セファロ側方からはわずかに下顎が大きめであること，セファロ正面からは下顎がわずかに右側に偏位していることが観察できる．

Case11　下顎偏位症例（歯列不正は軽度だが軽度顎関節症あり）「スプリント効果」

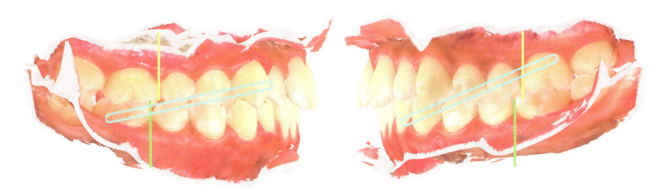

図7　右側が Angle class II　　　　　　　　　　　図8　左側が Angle class I

　問診を行うと，左手で頬杖をつく癖と左顔面を下にして寝ることが多いとのことだった．下顎が右後方に押し込まれている可能性が高い．
　また，下顎臼歯の舌側傾斜と下顎前歯の挺出を認める（図7，8）．
　下顎偏位を整位するための顎間ゴムは両側を短期間使用してもらうことが多い．本症例の場合は2週間程度で顎位が真っ直ぐになってきたため，そこから時間数を短くして使用してもらうようにするなど細かなチェックと調整を行った．安定した下顎位をスプリントで模索してから矯正治療を行うこともあるが，ある程度下顎を適当であろう位置に誘導し，そこに生体が適応していくイメージである．
　下顎が大きい場合は歯牙が舌側傾斜しやすいが，可能な範囲で上顎臼歯を側方拡大して下顎大臼歯の歯軸も整直したい（図9）．

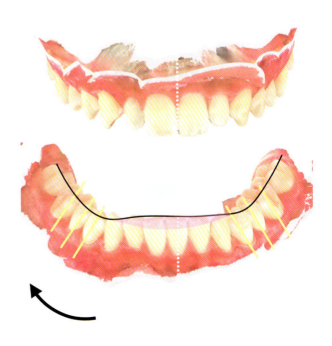

図9　下顎を左側に誘導しつつ舌側傾斜した下顎臼歯をアップライトし，そこで臼歯の咬合を1級に仕上げていきたい

157

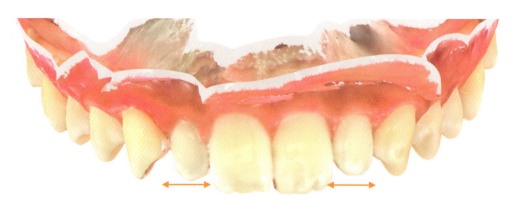

図10 上顎側切歯が小さいと犬歯1級ガイドが取りにくい

偏位した下顎のクリンチェック作製法

まだ，下顎を3次元的に回転できる設定はインビザラインではできない．

そのため，コメントをデフォルト設定コメントまたは指示コメントに「下顎を2mm左側に，1mm前方にバイトジャンプしてください」というコメントを入れる．

バイトジャンプをさせた後に配列したほうがクリンチェックでは今はやりやすい．

もちろん正確な下顎位が復元できているわけではないので，経過を注意深く見ながら，必要あればその都度追加アライナーを発注できる準備を整えて注意深いフォローアップを行う（図11）．

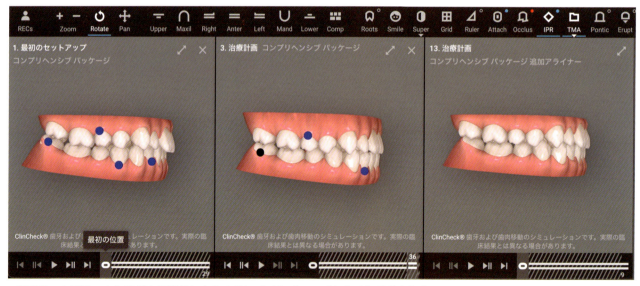

図11 右側第一大臼歯が1級関係になるようにバイトジャンプも含めた移動を行う

動画22

追加アライナーを行うと，術前・治療計画最終時・現在を比較することができる．右側第一大臼歯がAngle class 2からclass1へと改善していることを確認できる．1stクリンチェックで36枚のアライナーは7〜10日交換．正中が改善した2ndクリンチェックは14日交換で行った（図12）．

Case11 下顎偏位症例（歯列不正は軽度だが軽度顎関節症あり）「スプリント効果」

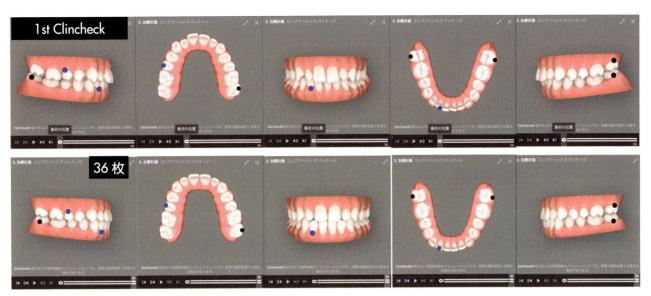

● ＊右側は 2 級ゴム，左側は 3 級ゴムをゆるく使用した

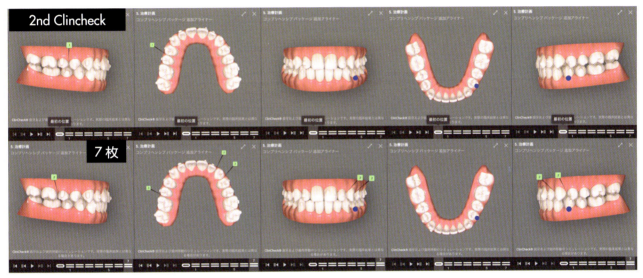

● この時点で正中は改善しているものの、臼歯部の咬合接触はゆるい

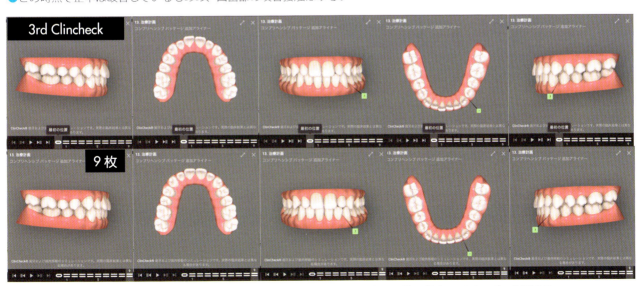

図12　3回のクリンチェック．誘導あるいは動いた下顎位に合わせて歯牙の微調整するイメージで作製する

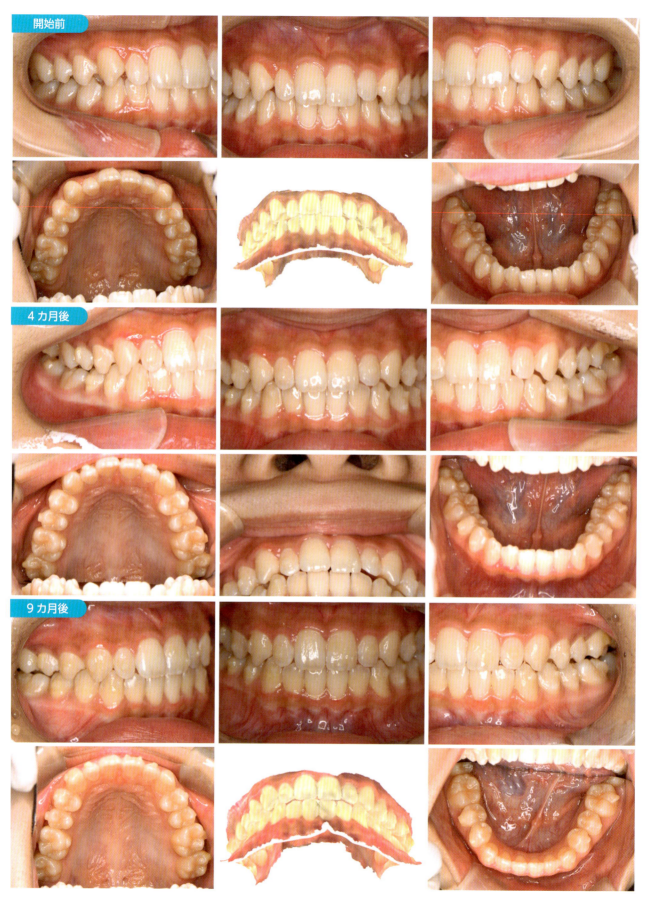

Case11 下顎偏位症例（歯列不正は軽度だが軽度顎関節症あり）「スプリント効果」

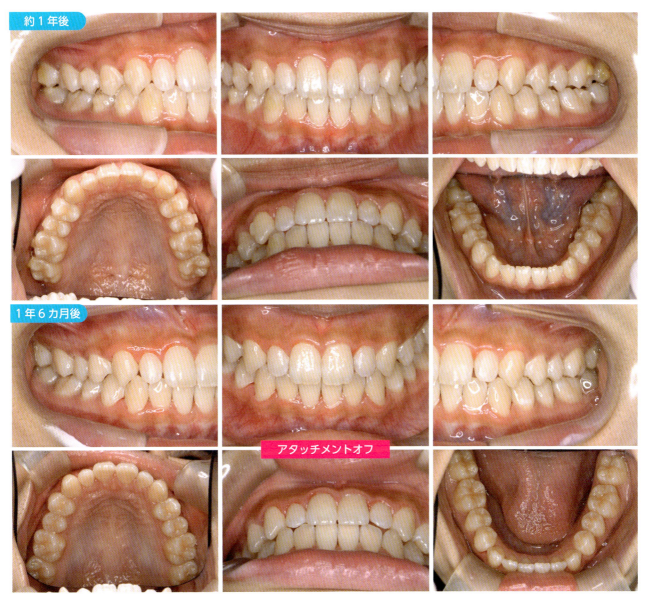

図13 偏位を修正後約1年後で両側臼歯部が咬合するようになった

　治療開始当初は開口量が小さかったが，次第に開口できるようになってくる．口腔内写真や歯科通院頻度があがったことが開口練習になっているかもしれない．
　審美性の改善においても歯列不正の改善においても大きな不正がある症例よりも少ない症例をよりきれいにする方が難しいこともある．GPであれば，審美的性を改善することだけでなく，顎関節症など機能的な改善を求められることもある．そのときにスプリントと同時に歯牙移動を行うイメージで使用するとアライナー矯正は有益と考える（図13）．

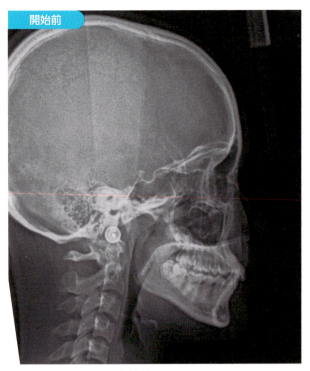

開始前

●セファロ側貌術前術後比較

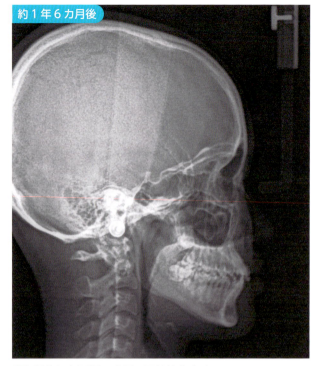

約1年6カ月後

●年齢的にも下顎の成長の可能性もある

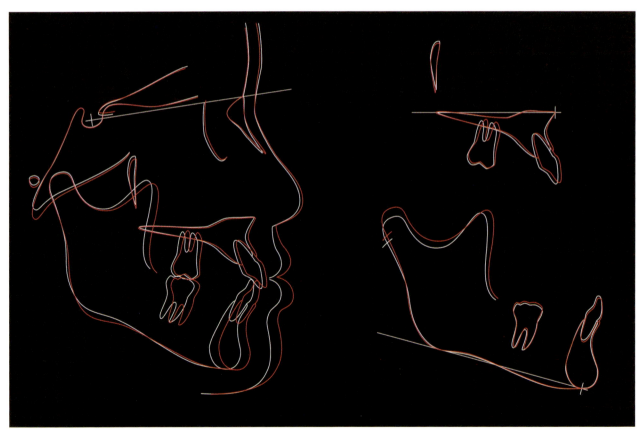

図14　微量なのでわかりにくいが，下顎成長もあってアドバンスしている

Case11 下顎偏位症例（歯列不正は軽度だが軽度顎関節症あり）「スプリント効果」

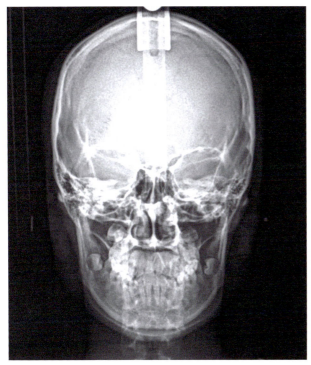
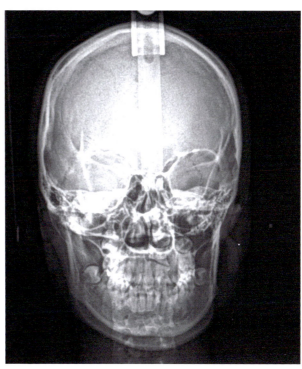

● セファロ正面では下顎の整位はわかりにくいが，パノラマ上では正中が一致するようになった．

開始前
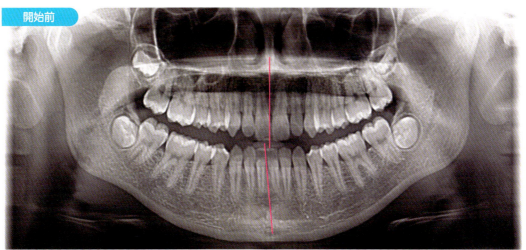

約1年6カ月後
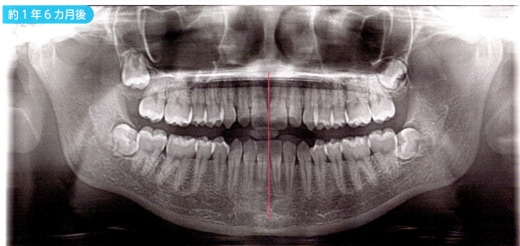

図15 治療開始前は上下正中不一致であったが，術後には上下の正中が一致している

163

術前術後顔貌写真

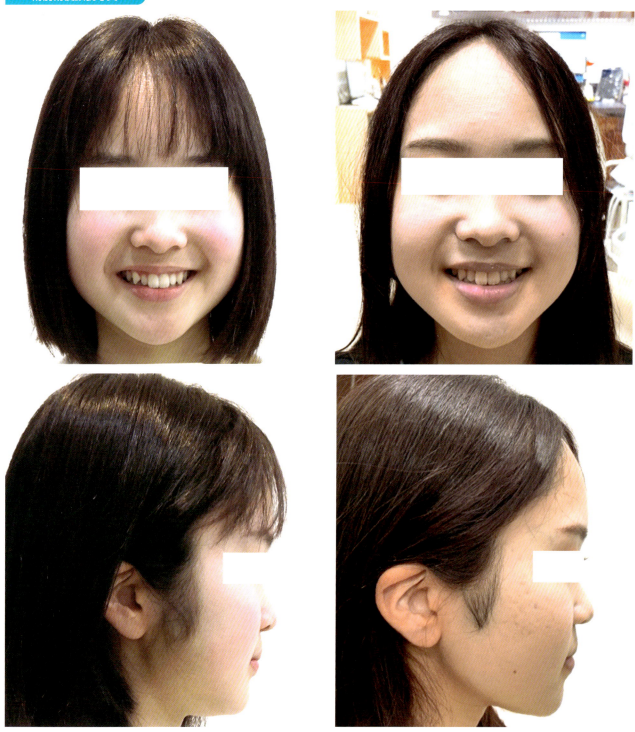

図16　術前術後の顔貌を比較すると術前の下顎が後方におしこまれていたことが想像できる

Case11 の治療のポイント

　本症例は顎関節・咬合の機能的な改善を GP がとりくむための基本的な症例として提示した．アライナーをスタビライゼーションスプリントのように使用した症例である．スプリント治療が未経験の先生方はできればこういった症例にとりくむ前にスプリント治療で顎関節症の治療を行ってから着手してほしい．スプリント治療の最終ゴールは症状が軽快した顎位で咬合を確率することであると思われるが，スプリントで模索した顎位を実際の歯牙に当てはめるときにどうすればよいか悩むことが多い．今回の症例は年齢が 10 代であることもあるが，適正と思われる位置に顎位を誘導し，その位置で顎関節や筋骨格系を適応させていくイメージである．当院では顎関節症の重篤度が高い症例では矯正前にスプリント治療を行う．軽度の症例はこういったアライナーの使い方も試してみていただきたい．アライナー矯正が GP にもたらしてくれた恩恵の 1 つと感じている．

　不正咬合の治療に関してもっと知りたい先生は繰り返しとなるが，小出馨先生や駒沢誉先生の書籍・記事などをご覧いただき，成仁鶴先生のセミナーのご受講いただきたい．拙著では軽度な症例のみとさせていただく．

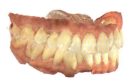

Case12　八重歯　下顎偏位あるも偏位への治療介入はしなかった症例

#八重歯　#顔面非対称　#上下顎正中偏位　#下顎偏位　#交叉咬合

主訴
前歯の歯並び（右上下八重歯）が気になる
43歳　女性
顔貌の非対称は気にならない，その改善は希望しないとのこと

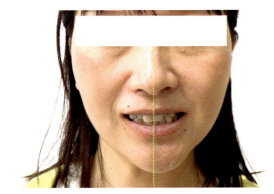
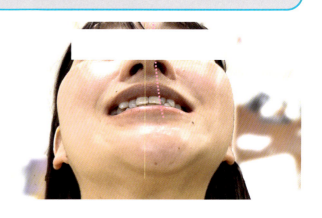

図1　オトガイの中心は明らかに左側に偏位している

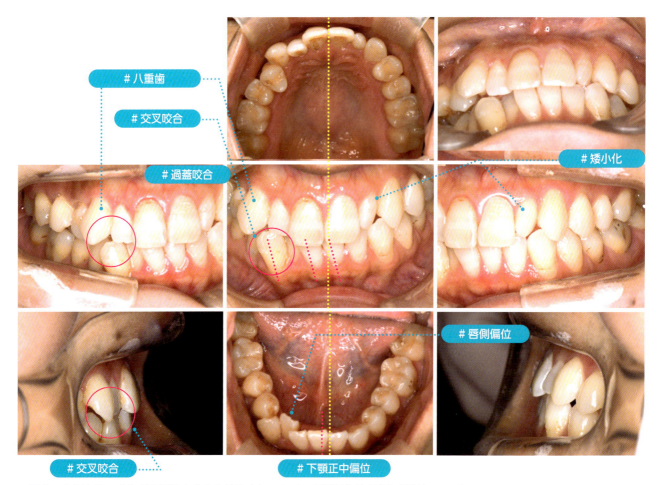

図2　右側上下の犬歯が歯列弓からややはみ出しており，下顎前歯は耳側に傾斜している

166

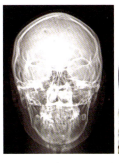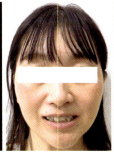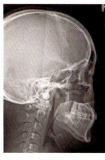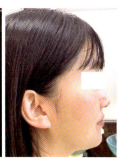

図3 正面観および側方面観
瞳孔間線と鼻柱のラインが垂直ではない

　下顎偏位には治療介入せず，愁訴のみを部分的に改善した症例である．顎関節症状はない．下顎骨の左右の非対称性があるが非外科的な矯正治療での愁訴の改善希望であるため，咬合治療介入の方がリスクが高いと考えた．Case10, 11のように10代に治療介入できていたら，顔貌非対称は軽度になっていたかもしれない．

　本症例では下顎智歯智歯抜歯のリスクを犯さない，比較的整列された臼歯関係は維持することをポイントとした（図1～3）．

　愁訴は①上顎右側の犬歯の歯並びの改善と②上顎左側側切歯の形態修正であった．アライナー矯正治療では傾斜した方向への歯牙移動はできるだけ避け，傾斜を起こす動きの方が行いやすい．幸い顔貌骨格はやや下顎が大きめなくらいで正常の大きさに近いためプロファイル診断は紙面の都合上割愛した（図4, 5）．

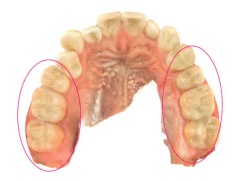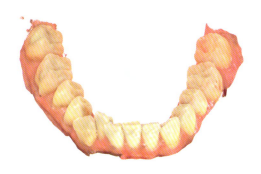

図4 臼歯関係はUR4以外は良好である．
　上下顎右側の八重歯，矮小歯，下顎前歯の傾斜の改善が今回の愁訴

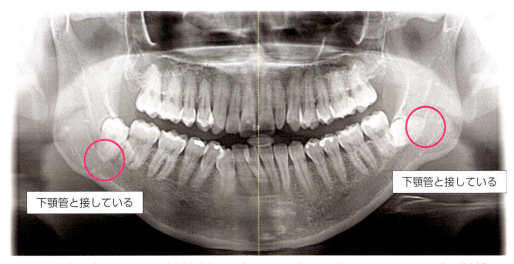

図5 初診時パノラマ．下顎右側犬歯部を中心に下顎の歯牙は倒れ込んでいる．下顎骨の非対称，危険な下顎埋伏智歯，下顎前歯の右側への傾斜

167

Chapter 4

歯牙移動計画　今回は上顎は IPR，下顎は前歯一本抜歯でスペースメイクした．

開始前　→　抜歯（No.3）　→　No,15　→　No.30

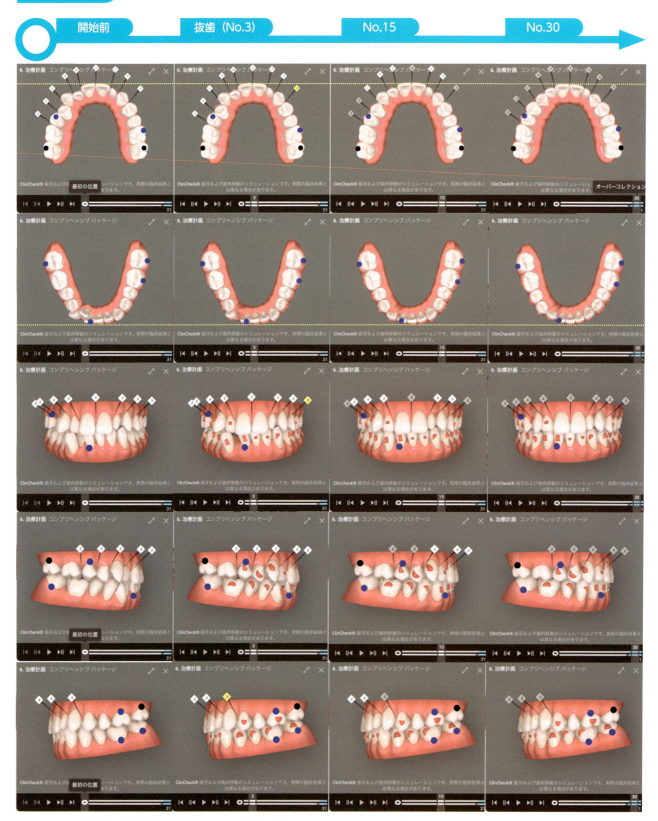

図6　下顎大臼歯が遠心移動しないこと，前歯が前方に移動しないように注意して移動計画を作製した

動画 23

Case12 下顎偏位あるも偏位への治療介入はしなかった症例

矯正前後比較

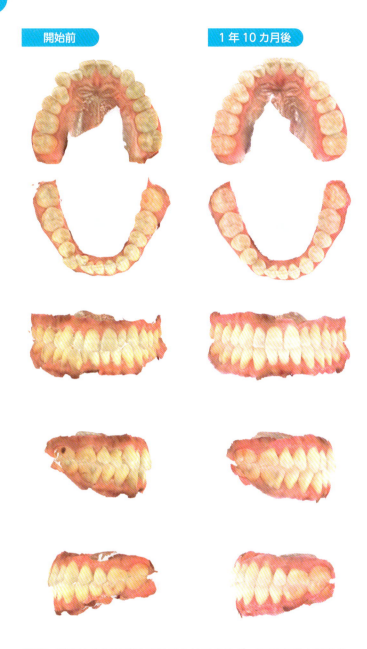

図7 前歯は歯根を移動することはできるが，下顎右側小臼歯の歯根，歯軸の改善はあまり改善されなかった

　ワイヤー矯正でいうレベリングを行うようなイメージで移動できる治療計画にしている．当院ではアライナー矯正では下顎前歯の歯根の整直を行うときには垂直長方形のアタッチメントを用いて行うことが多い．アタッチメントでひっかかりすぎたために他の歯の移動の反作用となっていないか常に確認したい．下顎前歯のハウジングは狭く薄いことが多いので，歯肉退縮や動揺など細心のチェックしながら治療を進める必要がある．

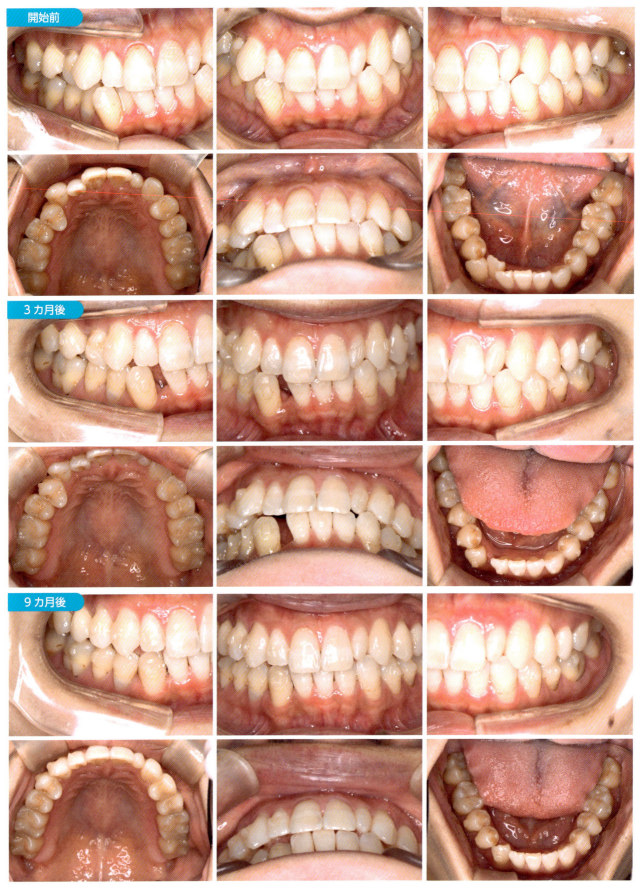

図8 治療経過．抜歯したLR2部に下顎前歯が倒れ込まないように注意した

Case12 下顎偏位あるも偏位への治療介入はしなかった症例

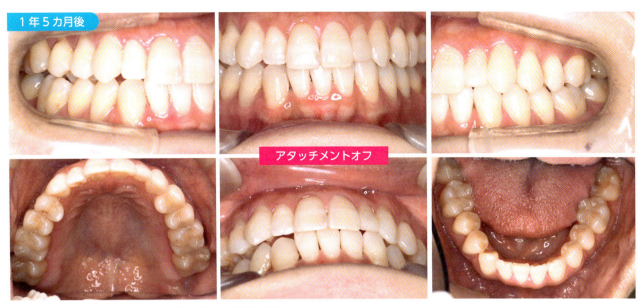

図9 UL2矮小歯はダイレクトボンディングで対応した

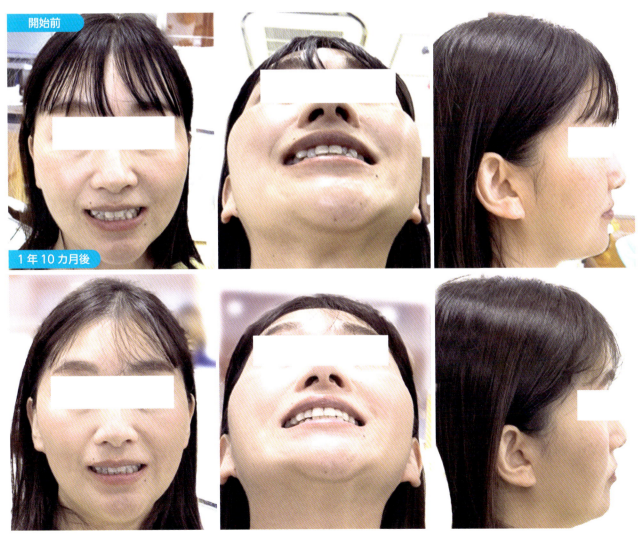

図10 顔貌非対称は残るが，「八重歯を改善したい」という愁訴は改善され，UL2矮小歯の形態修正することで左側の「八重歯っぽい」印象も改善された

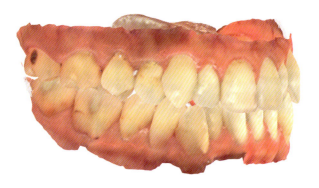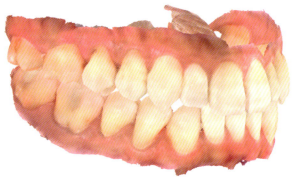

図11 下顎前歯を簡単に軽々と抜歯するには一考が必要だが本症例では大臼歯関係に変更はなく，初診時より右側では犬歯ガイドできていなかったため，3インサイザルとなっても問題ないと考える

　　上顎基底骨がやや小さめで下顎骨がやや大きめという背景があり，左側が犬歯ガイドが確立されているわけではなかったので，LR2を抜歯してその空隙に犬歯を移動させる方針とした．患者特有の顔貌の湾曲に合わせて上顎中切歯を整列し，UL2矮小歯はコンポジットレジンにてダイレクト修復を行った．歯列・咬合・審美性の馴染みなどを定期メンテナンス時に確認しながら必要があれば追加矯正・セラミック修復などを行う予定で保定に入っている．現時点で矯正治療前後で顎関節症状の出現などもなく満足いただいている．下顎前歯は整直しすぎるとブラックトライアングルの問題も出てくるため，現状で終了している．

Case12 まとめ

- 下顎前歯を1本抜歯し叢生・交叉咬合・八重歯を改善した
- 上顎は歯肉退縮に注意しつつ側方拡大を行った
- 前方には拡大しないように注意した
- 前歯の歯根の近遠心的なアンギュレーションの改善は比較的容易だが，小臼歯は同様にはできなかった

2次元マッチング

　高額な機器がなくても iPhone と Keynote（Mac）があれば2次元マッチングは比較的容易にできる．

　現在のインビザラインは追加アライナーのときにこれができないので，まだ Keynote を重宝する．久保田努先生の「Mac Study Club」や中島寛明先生の「Keynote Study Club」は大変勉強になった．

　顔貌左右非対称な症例，咬合平面が水平から逸脱している場合などは2次元マッチングが特に有用であると感じている．

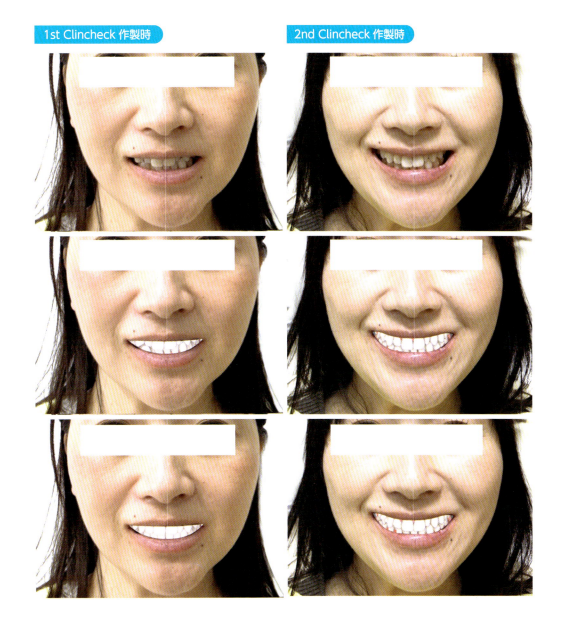

【著者略歴】
安河内　康史
やすこうち　こうし

安河内歯科医院　院長

1996 年　九州大学歯学部卒業
1996 〜 2001 年　九州大学歯学部第二口腔外科
2001 年　安河内歯科医院勤務
2011 年〜　安河内歯科医院院長

〈所属スタディグループ〉
PABC
FLAT

〈所属学会〉
日本口腔外科学会
日本歯周病学会
日本顕微鏡歯科学会
日本デジタル矯正歯科学会
日本臨床歯科 CADCAM 学会
日本アライナー矯正歯科研究会

GP がアライナー矯正を行うときに外せない
ポイントをやさしく症例に沿って解説した本　　ISBN978-4-263-44727-7

2024 年 9 月 10 日　第 1 版第 1 刷発行

著　者　安河内　康史
発行者　白　石　泰　夫

発行所　医歯薬出版株式会社

〒113-8612　東京都文京区本駒込 1-7-10
TEL.(03)5395-7638(編集)・7630(販売)
FAX.(03)5395-7639(編集)・7633(販売)
https://www.ishiyaku.co.jp/
郵便振替番号　00190-5-13816

乱丁，落丁の際はお取り替えいたします　　　印刷・教文堂／製本・皆川製本所
© Ishiyaku Publishers, Inc., 2024. Printed in Japan

本書の複製権・翻訳権・翻案権・上映権・譲渡権・貸与権・公衆送信権（送信可能化権を含む）・口述権は，医歯薬出版(株)が保有します．
本書を無断で複製する行為（コピー，スキャン，デジタルデータ化など）は，「私的使用のための複製」などの著作権法上の限られた例外を除き禁じられています．また私的使用に該当する場合であっても，請負業者等の第三者に依頼し上記の行為を行うことは違法となります．

JCOPY ＜出版者著作権管理機構　委託出版物＞
本書をコピーやスキャン等により複製される場合は，そのつど事前に出版者著作権管理機構（電話 03-5244-5088，FAX 03-5244-5089，e-mail：info@jcopy.or.jp）の許諾を得てください．